餐桌上的油

羅幼真——著

Contents

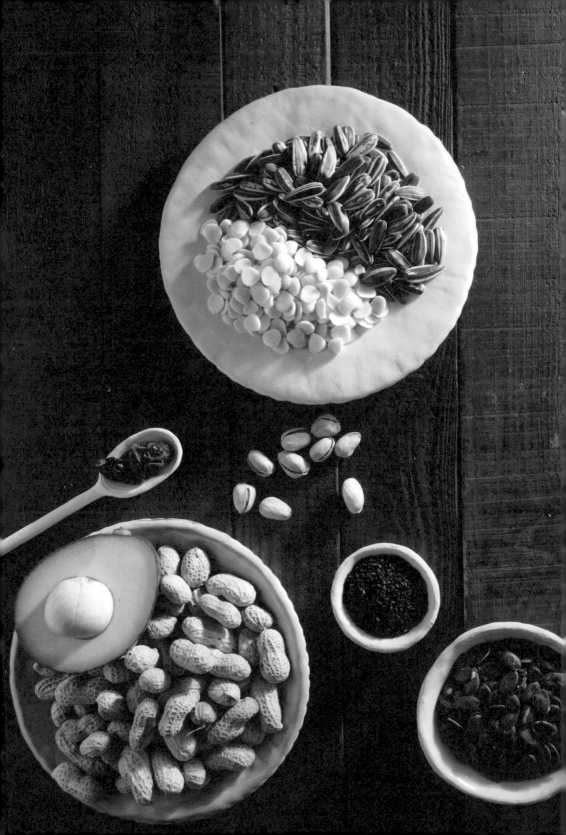

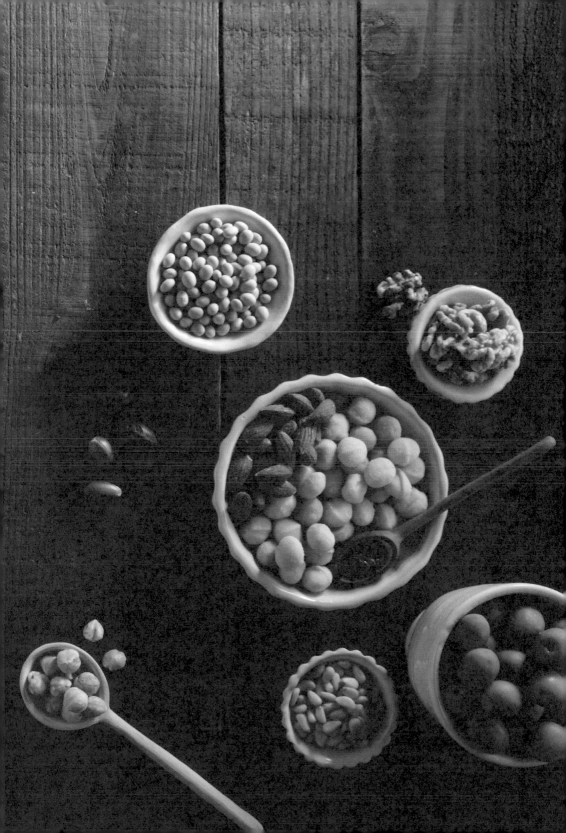

1

前言

NATÜRLICH
fountain of youth
100%
INGREDIENTS OF
NATURAL
ORIGIN

PET詰替ボドル

REFILL BOTTLE

NATÜRLICH
fountain of youth
100%
INGREDIENTS OF
NATURAL
ORIGIN

油脂種類與冒煙點

食用油種類與最佳料理方式	烹飪溫度上限
高溫油：煎、炸、爆、酥 「油炸」只適合使用冒煙點較高的 高溫油種類	190ºC/ 375ºF
中溫油：炒、焗、溜、燴、燒 「焗炒」是先將炒鍋內放少量底油、 燒熱，加入材料快速翻炒至熟透	163ºC/ 325ºF
低溫油：水炒、熬、醬、燉、煮、焗烤 「水炒」是鍋內先放少許水，水滾後 再放油、食材，炒菜時可無油煙	100ºC/ 212ºF
冷溫油：冷沙拉、溫沙拉、涼拌菜、冷食、醃、泡 幾乎所有的食用油皆適合涼拌、生食 常溫下呈現凝態的油如奶油、牛油、豬油 使用前需事先溶解	<49ºC

本書醫療部分讀者須知

本書提及的美容和療癒方法皆有一定之正確性，但無法取代任何專業的醫藥療程。欲進行書中建議的保健方法前，請仔細評估本身的特殊健康狀況，並諮詢專業醫療單位。

廚房裡的油瓶

油脂在人類歷史淵源中，早溯自古埃及時代即有記載。地中海沿岸、印度及中國等古文明發祥地，都曾發現年代久遠的油脂使用遺跡。人類最早榨取油脂並非飲食烹調之用，而是做為人與神之間交接的神聖供物，像是使用在神殿的「灌頂油儀式」，或做為夜晚點燈照明的燃料。油脂也大量用於保存、保養、醫療人體之用，這種習俗迄今仍流行於印度、不丹、蒙古、西藏等喇嘛或印度教的寺院中。

人類使用油脂的進化史，在世界各國其實大同小異。最初油脂的取材以動物油為主，像是牛、羊、鹿等；爾後出現了植物油，主要取得來源為芝麻。無論是動物還是植物油脂，人們對於天然油脂的使用，大致可以分為三個進程演變：

神聖供物光明之源
——最初油脂極為珍貴稀罕，象徵神聖之物，只用來做為人與神之間交接的媒介。

日常與戰爭燃料能源
——直到人類具有能源的概念，且榨油方法更為純熟，開始將油脂運用在點燈照明、戰爭或燃燒物品時使用。

飲食、醫美普及生活
——隨著人類智慧的發展，油脂的價值被多方面發掘，逐漸廣泛運用在飲食烹調、醫病藥用、美容保養等多元領域。

動物和植物所含的脂肪，或從礦產碳氫化合物所提煉的黏滑液體，都稱為「油」。中國初有文字裡並無「油」字，古時多稱為「脂」或「膏」。這些稱謂的分野大致始於漢朝：漢代以前稱食用油為脂；漢代後才稱為油。

油、脂、膏之區別

早期使用的油脂，大多是從動物身上提取出來的「葷油」，區分法為：固態油稱為脂；融化的液態油稱為膏。另一種分類法是：取自有犄角的動物之油屬於脂，如牛油、羊油、鹿油；而豬油、鯨油取自無犄角的動物，則稱為膏。

最早發現的動物油脂

中國動物油脂最早使用的是豬油。人類在懂得用火之後，在燒烤烹肉的過程中，觀察發現到脂肪析出的現象，於是開始從動物肉質中提取出油脂。一直至周代，油脂提取應用的技巧更加圓熟，當時人們將膏油直接塗抹在食物上烘烤，或拿來炸熟食物。羊、牛、豬、鹿等不同的油脂，在料理應用上已經稍有差異。

隨著油脂種類和用法的逐漸發展，動物油脂在日常生活中所需

用量逐漸增加，漢代已有專門從事膏脂買賣的商人，《史記·貨殖列傳》中曾述及雍伯以販脂而致富，可想見其經營規模應當不小。

更多元的原料，更輕盈的營養

東漢是人類飲食文化突破的一個重要年代，開始出現了植物油的壓榨技術。一開始，植物油和動物脂膏一樣，多用於點燈照明，或做為戰爭中的燃燒原料來使用。後來，人們逐漸發現植物油比動物油脂更容易取得，而且對人體來說，也比較健康無負擔，這個重要的發現，讓油脂的取得來源和種類更加多元化，也使人類的烹飪、飲食發展更前進一大步。

植物油的種類，隨著不同朝代的演變和開發而逐漸增加：

東漢

中國最早開始壓榨植物油源自東漢，《齊民要術》棗油法裡鄭玄曰：「棗油，搗棗實。」當時人們已經知道植物果實含有油脂。於此同時，油脂豐富的芝麻正從西域傳入中原地區。

三國時代

此時期人們已經大量使用芝麻油。芝麻油可說是人類食用植物油中最普及的油種，在古埃及法老王、巴比倫時期或是古印度，芝麻油都是最古老的植物油。

魏晉南北朝

北魏時期出現芝麻油木榨工藝，隨著歷史的發展，此工序一直延續至今。魏晉南北朝植物油的種類更多，除了芝麻油，也有荏子油和麻籽油用於飲食烹調上，《齊民要術》荏、蓼介紹中曾敘述多種油脂的烹調法、菜譜及用料。

宋代

此朝代人們對植物油的食用日益普遍，調味、烹飪方式也有所增加。

明代

植物油的種類，在明代進入較為精緻的考究時期，油販、醫行和常民對各種植物油的性質、食量、不同的功用多所講究，在《天工開物》中有更深刻的記載。

清代

花生油開始成為重要的食用油，出現在人們的飲食及日常生活中。清朝中後期，據《續文獻通考》中記載：「食用植物油主要有芝麻、大豆類、花生、山茶（苦茶籽）、核桃等多種油品。」據清宮史料記載，慈禧每天的膳食裡，都有芝麻香油、堅果油、核桃仁、蜂蜜、枸杞、曬乾棗等，可說是歷代皇室裡最重視油脂的帝工了。

油脂之於烹調，扮演載體、彙整各種食材的角色。雖然用量看起來只是料理的一小部分，卻能激發食材特殊的香氣，整合協調不同食材之間的味道，讓人食指大動，胃口大開。只要油脂與食材搭配得宜，加上烹調手法的運用，必能帶來視、嗅、味三覺五感新奇美妙的體驗，如魔法般千變萬化。

脂添香，吸收、代謝雙向裨益

油是鍋具和食物之間的媒介，在熱力和時間作用下，除了能減少食材黏鍋問題，更能使食材產生奇妙豐富的變化，像是創造出焦香酥脆的口感，釋放蔥、薑、辣椒等辛香料的芳香素。另外，只要使用的是天然好油，不僅吃了不會發胖，更能幫助脂溶性維生素在腸道裡溶解吸收，並在酶的作用下，轉變成人

體能夠有效利用的維生素 A、D、E、K 等營養精華，對健康
裨益良多。

人類初始多使用動物油，直到發現植物也可以榨出油液，飲食
文化變得更為豐富和寬廣。世界各地由於地理位置、氣候條
件、環境特性迥異，孕育生長著不同特色的油料植物，也帶來
不同香氣與營養成分的油脂。在各個民族國度、高山寒原、沙
漠曠野或農村市集，油料各自發展出地域性的在地料理和家鄉
口味。

**世界油脂
發祥地圖**

安第斯山脈‥玫瑰子油

中美、北美‥月見草油

北美洲西南部‥葵花子油

中亞草原‥火麻籽油

伊朗波斯‥核桃油

美索布達米亞‥芝麻油、開心果油

小亞地區（黑海與地中海間）‥黑種草油

土耳其（黑海、馬爾馬拉海、愛琴海）‥榛果油

中亞‥甜杏仁油

中南美洲‥酪梨油

隨著人類的遷徙、宗教信仰、走私偷渡、攻略征服、農技進步，以及經濟價值考量等商業種植因素，逐漸改變了全球油料植物的原始分布地區性。短短幾百年間，許多油料植物成了經濟作物，遠離了家鄉，漂洋過海被栽種於其他國度地區，繼續延續著它們的生命移民史，也為人類畫下一幅壯麗的「世界油脂地圖」，其間香脈大網四處延伸，農業的智慧、榨油技術、飲食文化、醫藥運用也隨之不斷開展。

中國（長江中下游地區、松遼平原中北部、黃淮平原）：黃豆油

長江流域和西南雲、貴、川：油菜籽油

中國東北靠近俄羅斯一帶：杏核油

赤道周邊：椰子油、棕櫚油

澳洲：澳洲夏威夷果豆油

喜馬拉雅山和地中海沿岸：松子油

地中海東岸：亞麻籽油

西地中海的北非（摩洛哥）：摩洛哥堅果油

地中海沿岸：橄欖油、奶薊草油

游牧邊疆民族：奶油、酥油

天然油風味鑑賞

不論是自己手做熬煉的豬油，還是油坊壓榨出來的花生油、芝麻油、橄欖油，只要是材料成分天然，油中都會富含磷脂、甾醇、維生素、色素及微量蛋白質，因此，油液可能呈現微霧濁狀，底部也會有少許沉澱物，這些都是正常現象。

優質的油脂除了具有原油料的天然色澤、氣香與味道，有部分油脂如橄欖油、亞麻油、苦茶油等還會帶有些微苦味、嗆味，此為新鮮油品中含有高抗氧化成分的珍貴特色，也是選購油品時的重要判斷標準。

聞、含、潤、品，深嘗韻味與油香調性

初步接觸天然油，我們可以先簡單運用 4 種方式來品評油的特質：

- 望——天然油色澤呈現原物料油脂的原色，通常帶有些許霧、濁狀；若購買品十分清澈透明，那多數為精煉過的再製油品。
- 聞——開瓶近聞時，能感受到飄散著油料自然的香氣；過於香濃刺鼻或毫無氣味，都非正常油品。
- 搓——取少許油脂放置手掌心，稍加溫熱搓揉，油脂會散發天然的淡雅香味，且易為皮膚所吸收。
- 嚐——不同天然油品入口品嘗應各具風味，沒有特定的

標準，像是某種油品特色叫能是「香」——草本氣息；「綿」——味道醇厚；「鮮」——甘潤味美等，其他油品又有不同的滋味。多品嘗幾種油款，可做風味差異的比對，進而發現自己的用油喜好。

天然油前味與餘韻 每種油品原物料、營養成分、油酸比例都不相同，具有不同的氣息、口感和滋味，初入口和含於口中、吞嚥之後，不同階段又各自有微妙的風味變化，有可能同時符合列表中的某一項特質，也可能多項兼具，皆屬正常的現象。

第一階段 【口感特色】	雅緻、柔順、紮實、奶油味、稠厚、層次、稀薄、精細、甘苦、刺激等
第二階段 【餘韻品評】	苦澀、回甘、清爽、持久、柔潤、清甜、辛香等
【NG 問題油味】	油耗味、霉味、霉泥味、凍霜味、酒臭味、化學藥味

挑選油脂與儲藏技巧

挑選油品時，第一要注意的就是產品上的說明。但令人遺憾的是，坊間市售食用油的產品名稱和說明，經常使用絢麗模糊的術語來包裝美化，甚至直接誤導消費者，如「高溫橄欖油」、「黃金比例」、「100% 精粹健康油」等，令人困惑難解。

尤其假油問題全球皆然，即使親自到義大利或其他原產地買油，也可能買到的是山寨品。因此，建立自己對好油特性的認識，正確的用油知識和貯藏技巧，才是安全的用油之道。

一種原料一種油，單純是最高品質的禮讚

製造天然油脂是長期且艱困的工作，有太多氣候、大自然等因素無法人為控制，優質油品的價位必然無法廉價競爭。除了價位的判斷，最簡單也最重要的選油原則，就是「one fruit one oil」—「一種油」源自「一種原料」。最單純的原料和製程，就是好油脂的最佳挑選標準。

小瓶裝、短期用，最佳油瓶容量

油脂品質容易因為過度接觸空氣而變質，每次開封後要注意把瓶蓋轉緊。不要因為大量購買算起來比較便宜，就一次買很多瓶囤放。建議購買小型瓶裝、短時間所需要的使用份量為宜。

若買的是大桶裝，先分裝少量至小瓶子使用，將大桶剩餘油脂密封存放。如此可以避免大桶油脂因為每日打開使用，接觸空氣的次數太多而整桶變質。

油脂變質的環境大敵

油脂變質的因素，主要是受到光、熱、水和空氣的影響，這也是貯放油脂時，要特別注意避免的 4 種環境因素：

- **光**——避免陽光或燈光照射，油脂要貯放在陰暗處。
- **熱**——涼爽不悶熱、不潮溼的貯存位置為佳。
- **水**——打開油瓶使用後要盡快蓋緊，避免水氣進入造成水解反應，導致酸敗腐臭。
- **空氣**——油脂若未密封，過度接觸空氣會形成氧化，分解出揮發性的產物，如自由基、醛、酮和醇類，會導致油脂腐壞產生油耗味。

保鮮油脂最佳貯藏地點

油脂存放的位置，基本上最適合置於陰暗處或冰箱。細分來說，各種油脂的脂肪酸結構不同，耐溫性也有差異，以下為多數油脂最適合的儲放位置：

- **流理台**——適合飽和脂肪儲放，如豬油、牛油、椰子油、棕櫚油等。
- **陰暗處**——適合耐中高溫的油脂儲放，如酪梨油、甜杏仁油、橄欖油等。
- **冰箱**——
  - 冷藏：冷拌、低溫油或是保健油脂，如亞麻油、小麥胚芽油、奶油、雪松油等。
  - 冷凍：使用奶油時，先取一兩天內需要的份量放置冷藏，其餘要冷凍且需密封，以免奶油吸到異味。

有味者使之出，無味者使之入

經由歷代饕家和大廚的經驗傳承，不同油脂和各種食材之間有著特殊的美味關係。清代詩人和美食家袁枚曾說：「有味者使之出，無味者使之入」，懂得用對油脂種類，和相對應的最佳食材激盪出誘人的佳餚，這就是大廚的功力！入門者可先遵循以下 3 個簡單的用油原則：

- **葷油炒素、素油炒葷**
  葷素之間互補風味和營養，相得益彰。

- **動物油配海鮮**
  可增加豐腴味道，為菜餚增添多層次的香氣。

- **同種油炒同種菜**
  同宗同源，天生一對和諧速配。像是用油菜籽油來炒油菜或十字花科蔬菜、黃豆油料理豆製品、蒸飯煮粥放點米糠油等，這個用油概念是最簡單的原則。

烹飪油的選擇除了與食材對味之外，還有另一個標準，就是「耐熱性」。每一種油脂所含的脂肪酸量比例不同，適合不同的加熱溫度和烹調方法。想滿足做菜的變化性，同時兼顧飲食健康，家庭廚房最好準備 2 種以上耐熱性不同的油品，靈活運

用在不同的料理方式上。

高溫油——適合料理：煎、炸、爆、酥

油炸、香煎食物均為高溫烹調法，需要選擇穩定度高、飽和度高、冒煙點至少要在 190℃ 以上的油脂。

【建議油脂種類】酪梨油、奶乳酥油、棕櫚油、榛果油、葡萄子油、茶油、甜杏仁油、摩洛哥堅果油、夏威夷堅果油、油菜籽油、豬油、牛油等。

●

中溫油——適合料理：炒、煸、熘、燴、燒

中溫料理使用的油脂，雖不及油炸來得高溫，但仍必須選擇冒煙點和穩定度較高的油脂，冒煙點至少在 163℃ 以上為佳。

【建議油脂種類】橄欖油、椰子油、芝麻油、開心果油、核桃油、大麻籽油、花生油、大豆油、葵花子油等。

●

低溫油——適合料理：水炒、熬、醬、燉、煮、焗烤

純植物油中有許多油種，多元不飽和脂肪酸的穩定性較低，但只要冒煙點至少在 100℃ 以上的油脂，都可做為低溫料理之用。

【建議油脂種類】奶油、小麥胚芽油、南瓜子油、亞麻籽油等。

●

冷溫油——適合料理：冷沙拉、溫沙拉、涼拌菜、冷食、醃、泡

涼拌冷食因為不加熱，因此多數油脂都可使用。有些冒煙點在 49℃ 以下但營養豐富、風味獨特的植物油脂，這時也皆可派上用場。

【建議油脂種類】多數油脂都能用來做冷食，另外推薦月見草油、奶薊草油、黑種草油、杏核油、雪松油、玫瑰子油等。

●

冒煙點！
脂肪酸結構不同，耐受溫度各有高下

冒煙點，可說是油脂變質的臨界點。一般油脂加熱時，剛起薄煙的溫度即稱為「冒煙點」。當油脂被加溫到一定溫度時，會被分解為甘油及游離脂肪酸，接著就會產生油煙霧。當用油加熱時，不管是油炸或煎炒，如有薄煙剛起，即應立刻降低溫度，把爐火轉小做調節。

油脂的熔點取決於脂肪酸的結構，每一種油耐受的溫度並不相同，油脂加熱時若超過該油脂的冒煙點，就會出現變質，開始冒煙。因此，烹飪的時候，要先依據料理需要加熱的溫度，選擇適當的油類，才能烹調出安全美味的菜餚，享受到天然油和食材的雙重營養。

不同資訊來源上查到的食用油冒煙點，數值往往有所差異，造成判斷上的困惑，其原因如下：

・精煉油冒煙點較高

越是精煉、加工過的油脂，冒煙點越高。像是標榜可以高溫烹調的橄欖油，就是以溶劑提煉加工過的油品，並非初榨鮮品。

・產地品種物料不同

　　即使是同一種油料植物，由於產地、品種、採收季節、榨取方式等不同因素，營養成分和冒煙點也會有些微差異。

調節油溫小技巧

這裡建議大家在烹飪時都能選用純天然油，參考油脂的冒煙點做不同的料理方式。當油鍋過熱時，怕起油煙，可以採取快速降溫的措施，像是將爐火先轉小，或把鍋子拿起來，暫時離火調節油溫。這樣就能確保油脂不過熱、不變質。

本書介紹的油品皆為「未精煉」之天然壓榨油，並教您自己在家煉製新鮮油品。而坊間常見各形各色之精煉油，冒煙點幾乎都標榜可達 200℃ 以上，似乎很「萬用」，但從健康觀點來看，凡是「精煉、氫化」過的加工油脂不僅失去天然香味、營養大打折扣，最危險的是可能含有害物質，請避免使用。

Part

2

高溫油

煎、炸、爆、酥
外脆內嫩，香汁噴騰

油品名稱	冒煙點 ºC（攝氏）	香酥炸物馭油經
酪梨油 Avocado oil	270ºC	高溫油通常用於油炸食物，需要具備三高條件：發煙點高、穩定度高、飽和度高。在進行油煎、油炸、爆香、搶酥之料理時，油脂冒煙點穩定性需達 190ºC 以上的油種才適合。
棕櫚油 Palm oil	230ºC	
榛果油 Hazelnut oil	220ºC	
葡萄子油 Grape seed oil	220ºC	
茶油 Tea oil	220ºC	
甜杏仁油 Almond oil	218ºC	
摩洛哥堅果油 Argon oil	218ºC	
夏威夷堅果油 Macadamia oil	200ºC	
油菜籽油 Rape seed oil	190ºC	
奶乳酥油 Ghee	250ºC	
牛油 Tallow	200ºC	
豬油 Lard	190ºC	

高溫油美味特效——
酥脆爽口，涮嘴誘人

高溫油炸在烹飪中扮演的魔法，就是利用油溫高
於水溫的原理，使食材表面迅速脫水，牢牢鎖住
食材的鮮甜。熟化的過程中，其實也包含「蒸」
和「烤」的運作，讓食物在高熱的食用油中快速
加熱，並短時間內蒸發掉表面的水份，形成香酥
爽脆的美味口感，這正是油炸食物誘人的秘訣。

至於煎，是介於炸和炒的一種烹調。食材透過鍋
底一層薄薄的油升溫加熱，使表面逐漸焦香，內
層炊熟卻能保留住濕潤的口感。尤其是煎魚或厚
實的肉類，火候和時間的拿捏過一分太焦、欠一
分又夾生，盡是烹調智慧。

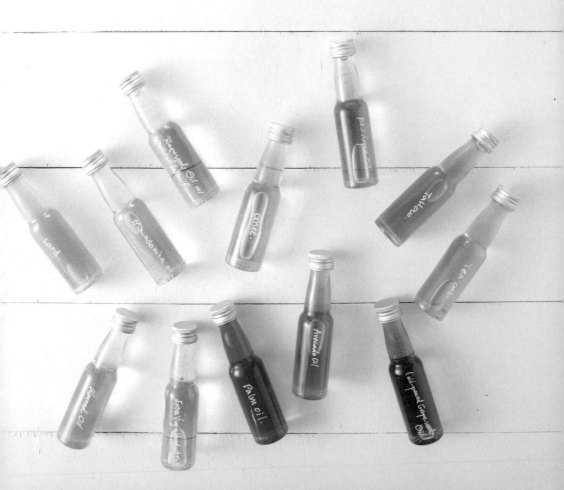

高溫油

酪梨油
Avocado oil

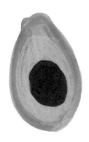

項目	屬性
產期	終年產果。一棵酪梨樹，每年大約可結果 100 顆左右，為高經濟作物。
口感氣味	粉粉淡淡奶油味
保存方式	置於陰涼處
取油物理壓榨法	採摘→果肉攪泥→壓榨→分離→料理
出油率與油色	出油率約 86%，油色偏深青綠色。

超級抗氧，讓自己更年輕的油

森林中的奶油，餐後減重的祕方

酪梨屬於漿果科家族的一員，碩大渾厚的果實披著油亮的厚綠外套，果肉含有豐富的脂肪和蛋白質，口感像奶油、味道像蔬菜、外型卻像水果，「酪梨」到底是蔬菜還是水果？對於台灣人來說，酪梨這位餐桌罕客必然有許多令人好奇和不解之處，該怎麼吃最可口，它的油脂又能如何創造出美味巔峰？現在就一起來認識它吧！

金氏紀錄最營養的水果

酪梨可是創過世界紀錄的水果！金氏世界紀綠評選它為「世界上最營養的水果」；同時，酪梨油也是植物油裡面最耐高溫的油脂之一，能拿來安心的油炸、煎煮，家庭廚房裡真的需要來上一瓶。

雖然，酪梨在台灣的使用並不普遍，偶爾出現在餐館風味菜，或做為沙拉、壽司的輔材，但是在養生飲食中，酪梨的功效備受銀髮族和女性朋友所喜愛。

早在哥倫布航海時代，大約一萬年前，熱帶地區中南美洲就已經有人栽種酪梨樹了。從相關的文獻記載中也可發現，大約

西元前 7800 年，墨西哥原住民在瓦哈卡地區開始種植酪梨果樹。追溯至今，酪梨樹的栽種歷史相當悠久，可說是萬年亙古。

中滑順綿密，奶油替代品

依原生地的不同，酪梨可分為墨西哥系、瓜地馬拉系、西印度系三個系統。不同的原生地，造就了酪梨各品系對環境的適應力，營養上也具有些幅差異。酪梨也稱鱷梨、牛油果、油梨、幸福果，由於果肉具有獨特綿密的口感，營養價值又豐富，被譽為森林中的奶油，又稱為窮人的奶油，因為早期窮人吃不起奶油，都食用酪梨來滿足香濃口感。

美國被譽為「酪梨國」，主要產地在加州聖地牙哥，當地的種植面積佔加州的 40%；而加州又是全美國 90% 的主要生產地。所以，在中南美洲、墨西哥一帶，酪梨是很常見的蔬果種類，常與沙拉和排餐搭配食用。在台灣、日本等亞洲國家，酪梨則被視為稀珍的養生食材。

好油好好吃
豬排佐萬能調味醬

用途	材料
可淋於豬排、雞排、炸蝦、豆腐等（淋於豆腐上時，可再加少許柑桔醋更提味）	酪梨油 2T 番茄 3 個（200 公克） 洋蔥 50g 檸檬汁 1 顆（20cc） 少許鹽 少許胡椒 少許辣醬

餐桌上的酪梨油

滑潤濃郁的乳脂口感

最佳油溫範圍：冒煙點 270°C
料理變化方式：煎、炸、爆、酥、涼拌

酪梨油除了可以做為高溫油炸和一般炒菜油，也可以當成醬料調配、增加果汁或果昔濃稠度、打沙拉醬汁等變化。

開始動手

1. 番茄、洋蔥洗淨、切塊。

2. 檸檬榨汁備用。

3. 酪梨油、番茄、洋蔥、檸檬汁、鹽、胡椒、辣醬等全部材料放入調理機，打成果塊狀。

4. 將醬汁淋上主餐佐味即成。

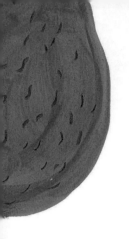
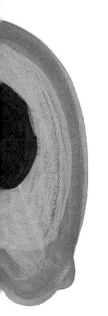

生活中的酪梨油

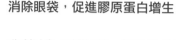

消除眼袋，促進膠原蛋白增生

酪梨油為長鍊結構，特性是吸收較慢、具有保濕除皺的效果，適合當按摩油使用，可用於老人、嬰幼兒和敏感性、乾性易裂膚質。適用範圍和潤膚優點如下：

・適合乾性、敏感性肌膚
・改善皮膚炎、富貴手與過敏
・軟化腳後跟硬皮
・有助於消除眼袋

深入人體粒腺體，成功打敗自由基

人體內過多的自由基，是導致身體細胞氧化，造成老化和病狀的元兇，許多抗氧化劑如維生素 C、類胡蘿蔔素等，雖然對身體有益處，但並無法進入人體最容易產生自由基的粒腺體當中。

研究發現，酪梨油可以順利通過粒腺體外層的膜狀構造，以及通過酵母菌的細胞，進入到粒腺體和酵母菌體當中，有效幫助抵抗自由基的攻擊。想要讓自己青春永駐，減少生病，可多食用酪梨油！其主要療癒功能如下：

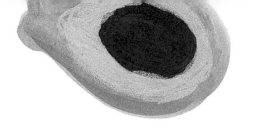

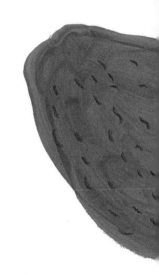

- 保護胃壁與小腸
- 平衡雌激素、防止子宮頸癌
- 減掉產後多餘體重
- 改善牛皮癬、神經性皮炎
- 避免第二型糖尿病、心血管疾病、高血壓

不可思議的色素和強壯傳說

酪梨的英文 Avocado 是從西班牙文 aguacate 而來，而 aguacate 這個字原始是從美洲土著阿茲特克人的文字來的，在當地語言中 aguacate 意思為 睪丸 ，嚇一跳嗎？土著人將它當作壯陽的食物來吃，也因為這緣故，很長一段時間，歐洲的貴族與平民們都是偷偷摸摸的吃酪梨！

早期人們壓榨酪梨的果核，發現汁液為特殊的紅棕色，於是拿來當作書寫時的筆墨水使用。現在壓榨酪梨果核取出的紅棕汁液，則被用來當作天然的食用色素。

酪梨外型長得像洋梨、外皮粗糙如鱷魚，也被稱為「鱷梨」。由於生性強健、蟲害少，栽種酪梨時的農藥使用需求少，在蔬菜與水果裡面屬最低，厚實的外皮也能保護裡面的果肉，免於農藥滲入。所以，酪梨算是非常安全的水果。

酪梨的品種很多，目前全世界栽種最普遍的是「哈斯」品種，

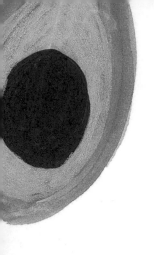

其實是命名自一位美國郵差的名字。1920 年間，一個叫魯道夫・哈斯的郵差買了棵酪梨樹，種植在自家後院，沒想到這棵樹結的果實又大又美，而且一年四季連綿不絕。

哈斯郵差為這棵樹申請了專利與命名，並和果農合作，利用他的「哈斯酪梨樹」大量繁殖後代。現在 90% 的哈斯品種後代皆源自此，其子子孫孫還移民遠至智利、多明尼加、墨西哥和紐西蘭。

這棵多子多孫的哈斯祖奶奶樹，其樹根不幸感染真菌，於 2002 年壽終正寢，享年 82 歲。

牛皮癬、神經皮炎調理劑　對於牛皮癬和神經皮炎的患者而言，將酪梨油與椰子油混合使用，更具有改善症狀、保護皮膚的功效。

材料　酪梨油、椰子油

做法　兩種油品等比例攪拌均勻，薄層塗抹患部。

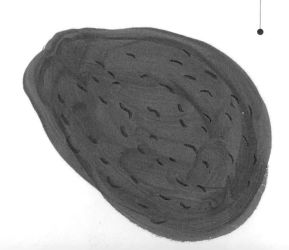

酪梨植物護膚油　酪梨油優異的護膚效果，具有滋潤敏感性、乾性和易裂膚質的特性。

材料 ｜ 酪梨油加上摩洛哥堅果油、葡萄子油或葵花子油三擇一。

做法 ｜ 酪梨油質地稠密，當護膚油使用時，可以再混入摩洛哥堅果油、葡萄子油或是葵花子油擇一搭配，以 1：5 或 1：10 的比例調和，使質地變得滑順些，油霜能更順利進入肌膚深至角質層。

酪梨蜂蜜敷面膜　以酪梨油調配蜂蜜製成面膜，可以發揮除皺、保濕的效果。

材料 ｜ 酪梨油 1T、蜂蜜 1T

做法 ｜ 攪拌均勻後塗抹於臉上，靜置 15 分鐘，沖洗乾淨即可。

酪梨香蕉護髮膜　酪梨油能充分滋養受損分岔的毛髮。

材料 ｜ 酪梨油 1/2 杯、香蕉 1/2 條、椰奶 1/4 杯、蜂蜜 2t

做法 ｜ 全部材料攪拌均勻後，使用保鮮膜包裹頭髮，停留 20 分鐘後沖洗乾淨即可。

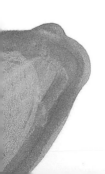

高溫油

棕櫚油

Palm oil

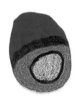

項目	屬性
產期	夏秋季結果
口感氣味	略帶甜味,飄散紫羅蘭香氣
保存方式	置於陰涼處保存 (24℃以下呈固態)
取油物理壓榨法	・軟式加工:採摘→搗碎果實→煮熟 →再加熱析出油脂。 ・硬式加工:採摘→搗碎果實加入酵 母→煮熟→析出油脂。
出油率與油色	出油率約65%。棕櫚果肉油色橙黃至 棕紅色;果仁油為乳白色。

紅橙鮮豔，世界產量最大的油脂

熱力十足，果肉、果仁皆精華

棕櫚也稱油棕櫚、油棕、油椰子、非洲油棕。棕櫚油與棕櫚仁油，都是來自油棕樹的紅橙色果實所榨取出來的植物油，依油料取材部位，可分為棕櫚「果肉油」與「果仁油」。

五千年前，人們就開始食用和運用油棕樹的果肉、果仁。果肉壓榨出的油稱　棕櫚油　；而果仁壓榨出的油稱　棕櫚仁油　，兩種油的營養成分各有優點。

從 1980 年開始，棕櫚油的產量與大豆油並駕齊驅，現今更超越大豆油，成為世界產量最大的油脂，更棒的是：果實無農藥殘留問題！不過，聽到這邊讓人不禁納悶：「產量如此大的油脂，怎麼在市場上不普及？不曾出現在我家的廚房內？ 其實，由於棕櫚油脂安定、價格實惠，具有高經濟價值，常用於餐飲業、食品製造業和油脂化工業，早已隱藏在我們平日購買的巧克力、泡麵、烘焙食品、冰淇淋、油炸薯條或是牙膏、肥皂、口紅裡面了。

印尼之寶，全球 45% 食用油來源

棕櫚樹原生於西非及西南非，為當地傳統的食物資源，使用歷

史約五千年。棕櫚油也是古代重要的貿易商品，在埃及一座 5 千年古墓的陪葬物中就曾發現棕櫚油。1897 年法國雜誌曾報導：在發掘古墓時，對掘出物進行化學分析的過程中，發現一個陶罐貯放有數公斤液體，經分析其成分類似棕櫚油，但因長期貯藏早已變質。可見棕櫚油已陪伴人類很長一段歷史。

棕櫚樹在 1870 年由英國殖民者自西非引進馬來西亞，初期僅作為觀賞性植物。1917 年起，英國殖民政府倡導大量商業種植棕櫚樹，以減少對橡膠和咖啡的貿易依賴，棕櫚樹於是成為馬國最重要的經濟農作物。目前世界上種植油棕樹最多的地區，仍集中在印尼和馬來西亞。

棕櫚樹的商業生產價值可保持 25 年，通常 2~3 年開始結果，8~15 年進入旺產期，到 18~20 年後植株開始老化、產量降低，這個時候通常需要砍掉，重新再種植一批。

油棕樹一年四季都結果，是世界上產能最高的油料作物，每公頃最多可產約 5 噸油脂，比同面積的花生高出 5 倍、大豆高出 9 倍。尤其種植成本低、產量高，因此成為當地農民眼中的黃金和鑽石！

棕櫚壯大，30 萬公頃雨林消失

棕櫚樹上成串光亮的紅橙色果實，是全世界 45% 的食用油來源，幾乎深入所有食品的組成分，包括巧克力、花生醬、餅乾和穀類食品等；更是成千上萬生活用品的主要成分之一，從化妝品、洗髮精到牙膏、口紅、濕紙巾等應用廣泛，每年需求總額高達 440 億美元。

棕櫚樹帶來高經濟價值，促使農人和產業不斷尋找更大的栽種地，熱帶雨林也因為大規模改種棕櫚樹而快速消失，在 2009~2011 短短幾年內，幾乎就有 30 萬公頃雨林消失在地球上。這意味著，消費者在不知情下，成為森林被夷平、野生動

物受傷甚至絕跡的幕後推手。

紅毛猩猩的懷孕期約 8.5 個月，但撫養期很長，通常由雌性負責照顧幼猩到 6、7 歲，幼猩才能漸漸獨立生活。因生育撫養期漫長，整體生育率顯得很低，再加上棲息地被破壞、獵人捕捉，數量在過去一百年明顯減少 91%，現今生存在婆羅洲的猩猩剩下約 55000 隻，已瀕臨絕種。

熱帶森林砍伐是印尼雨林遭受破壞的罪魁禍首，過去 25 年間，有相當於 8.5 個臺灣面積的印尼雨林因棕櫚油而消失。雨林消失，不但造成大量溫室氣體效應，更迫使以雨林為家的紅毛猩猩、蘇門答臘虎面臨無家可歸的威脅，甚至因此滅絕。

目前，國際環保組織與環保人士正努力推動大型企業（如：聯合利華、雀巢、巴黎萊雅、金莎巧克力、嬌生、M&M 巧克力等知名製造商）拒絕購買「毀林棕櫚油」！這項計畫從源頭把關，期望讓地球森林生態能永續存留，並還給野生動物一個世世代代安穩的家園。

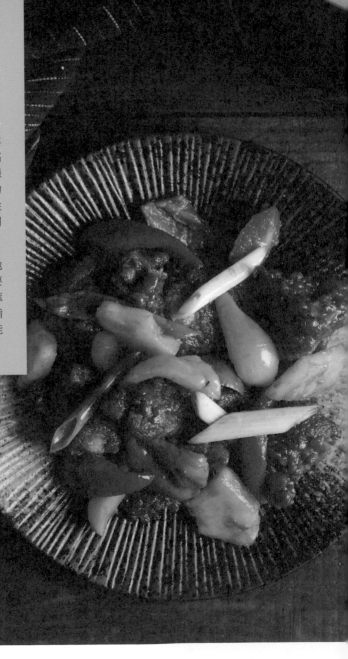

餐桌上的棕櫚油

帶著紫羅蘭花香的甘美油液

最佳油溫範圍：棕櫚油冒煙點約 230°C
料理變化方式：煎、炸、爆、酥

棕櫚油的飽和脂肪固體物質含量高，其
中維他命 E 及三烯生育酚是天然的高
效抗氧化劑，這也使得棕櫚油加熱穩
定，不易發生氧化變質，來回長時間的
油炸也比其他油脂相對安定，耐炸性
佳。因此，棕櫚油在世界各地被廣泛用
於餐飲業、食品製造業及油脂化工業：

棕櫚油本身為橘紅色澤，烹調時比其他
油脂容易上色，相當適合料理色澤需要
加強的菜色，如糖醋、紅糟、紅燒、麻
婆豆腐、照燒或是茄汁料理。由於油脂
本身氣息芳香，用來清炒或煎煮，都能
為菜餚增添特殊的風味。

好油好好吃
糖醋排骨

材料

里肌肉或排骨 300 克（切片）
紅、黃、青椒各 1/4 顆（全切塊）
青蔥 1 支（切段）
蒜仁 3 顆
雞蛋 1 顆
玉米粉 2T
罐頭鳳梨片 2 片（切塊並留湯汁）

調味料

番茄醬 2T
白醋 2T
糖 2T
醬油
香油
棕櫚油適量

開始動手

1. 糖醋汁：2T 白醋 + 4T 清水 + 2T 糖 + 1T 玉米粉拌勻。

2. 抓醃：里肌肉 + 1/3 蛋白｜醬油 1T + 棕櫚油 1T + 玉米粉少許，拌勻抓醃。

3. 棕櫚油加熱後將里肌肉下鍋油炸，上色後即可撈出瀝油，待油溫升高，第二次炸排骨搶酥。起鍋前將三色椒下鍋過油，再一同撈出瀝油。

4. 起鍋熱 2T 棕櫚油，放入番茄醬炒香，倒入糖醋汁煨煮片刻。

5. 加入排骨、三色椒、蔥段翻炒後，起鍋前淋上香油即完成。

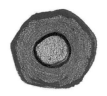

生活中的棕櫚油

豐沛月桂酸，深層滋潤吸收快

棕櫚仁油的油液特性與椰子油十分相近，在室溫下呈固態，但與肌膚接觸後會馬上融化，但很快又會凝固起來。這種特性與它的油份中含有大量的月桂酸有關，皮膚能夠快速地吸收，進而達到深度滋潤的效果。相關美容保養用途如下：

・中乾性肌膚滋養
・軟化腳跟、手肘角質層
・舒壓按摩油

超強天然胡蘿蔔素之王

天然油色帶著橘橙的棕櫚油，富含維生素 E、K、大量的 B 胡蘿蔔素、三烯生育酚等，其 B 胡蘿蔔素含量超過胡蘿蔔的 15 倍、番茄的 300 倍。主要醫療功能可運用在以下幾處：

・豐肌健體，適合瘦弱、素食者
・降低膽固醇
・保健血管、抗血栓

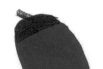

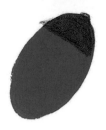

你吃的巧克力也許不是可可

棕櫚樹不僅是高經濟油料作物,更是貨真價實全樹都是寶。除了飲食烹飪上非常普及,棕櫚油還可提煉維生素、蛋白質、抗生素等藥品;美容護膚方面可做保養油、化妝品、髮膏;壓榨後的油渣可當動物飼料;棕櫚樹的葉子、樹幹及棕果果串可用來造紙、製板及塑膠複合品;棕仁外殼可用來製造活性炭、燃料;工業用途方面可應用於製造肥皂、牙膏、濕紙巾、香皂、蠟燭、清潔劑、潤滑油、甘油、顏料、鐵器防銹劑以及汽車燃料等上千萬種產品。可說整棵樹從頭到腳都有用處,我們每天生活中形影不離的好夥伴。

棕櫚山寨巧克力也很營養

棕櫚油和棕仁油都是生產專用油脂的理想原料。其中棕櫚仁油其物理性質非常接近於可可脂,因此又被稱 代可可脂 ,在各食品中扮演可可的分身。所以,坊間各式各樣的巧克力、可可相關製品,也許其中成分並非都是可可豆,而是棕櫚仁油的傑作。你吃得出來差別嗎?

全球石油開採與探勘成本日益高漲,目前製造生質柴油大部分採用大豆油、葵花子油及菜籽油為原料,但平均價格都比棕櫚油來得貴,因此成本低廉的棕櫚油可望成為下一波綠色能源,前景看好!

棕櫚樹的果實成熟時,一串串亮麗的橙紅果色不僅充滿南洋熱帶風情,也由於果實含油量甚高、適口性佳,許多動物喜愛食用,甚至包括肉食性鳥類禿鷹和鵟,也難以抗拒棕櫚鮮果的誘惑。

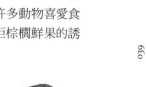

高溫油

榛果油

Hazelnut oil

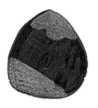

產期	8~9 月採收
口感氣味	宜人的堅果香
保存方式	置於陰涼處
取油物理壓榨法	採摘→輕度烘焙→碾磨→壓榨
出油率與油色	出油率約35%，油色澤為金黃色。

活力滿點，增添料理精緻度

歐洲唯一的原生堅果

榛果是所有堅果類中唯一原生於歐洲的一種，也稱為榛子。從新石器時代開始，榛果一直被人類高度的重視和使用。在冰河時期後，榛果樹出現在德國境內生長，至今仍為當地重要的食材。

榛果豆具有 65% 的豐富油脂、高單位蛋白質，還有大量的維生素。這些滿滿的活力來源，在早期物資匱乏的年代，提供人體豐富的養分能量，可稱為「古世紀的維他命」。而台灣人對於榛果的印象，多和蛋糕、咖啡和巧克力連結在一起。

是否很好奇歐洲常用的榛果油是什麼味道呢？買一瓶試用看看，它不只是甜食的夥伴，也能為菜餚美饌帶來細緻的好滋味。

在二戰期間，由於可可豆原料短缺，一家義大利巧克力商費列羅 Ferrero，就地取材以榛果取代可可脂，外層為脆榛果粒、內餡為榛果抹醬包覆著整顆的榛果，完美組合了現在家喻戶曉的「金莎巧克力」！其香濃滑順、甜蜜又脆口的美好滋味，流傳至今，依然穩坐巧克力熱賣排行榜！也讓榛果在亞洲地區闖出一片天。

土耳其、中南歐人氣食材

榛果樹屬落葉喬木，株高可達 8 公尺，多生長在北緯 36~41 度之間的地帶，對氣候有特殊需求，唯有距離海岸 30 公里以內，以及海拔低於 750~1000 公尺的地區，才能讓它結出果實。尤其是向陽坡地，因土壤肥沃、濕潤且土層深厚，結出來的果實特別肥美。

土耳其因為具有地形、氣候之利，如黑海、馬爾馬拉海、愛琴海等地氣候溫濕，成為世界上最大榛果生產國，掌控全球 70% 以上產量，出口榛果達 600 多年的悠久歷史。

早在西元前 300 年，土耳其北部的黑海沿岸山坡上，已有野生榛樹的蹤跡，從東向西綿延好幾百公里。如今採人工種植，種植面積約 60 萬公頃，同時有近 800 萬的土耳其人從事和榛樹相關的工作，約為全國總人口數 10%。

土耳其栽種的品種為歐洲榛果，果實大、外殼硬，形狀為橢圓形，榛果仁藏在長滿綠色樹葉的莢果內，每年 8 月底榛果樹開始落葉時，還要再耐心等待 6 個星期，莢果才會成熟打開硬殼。那時，也就是龐大的榛果產業開始忙碌運轉的時候了！

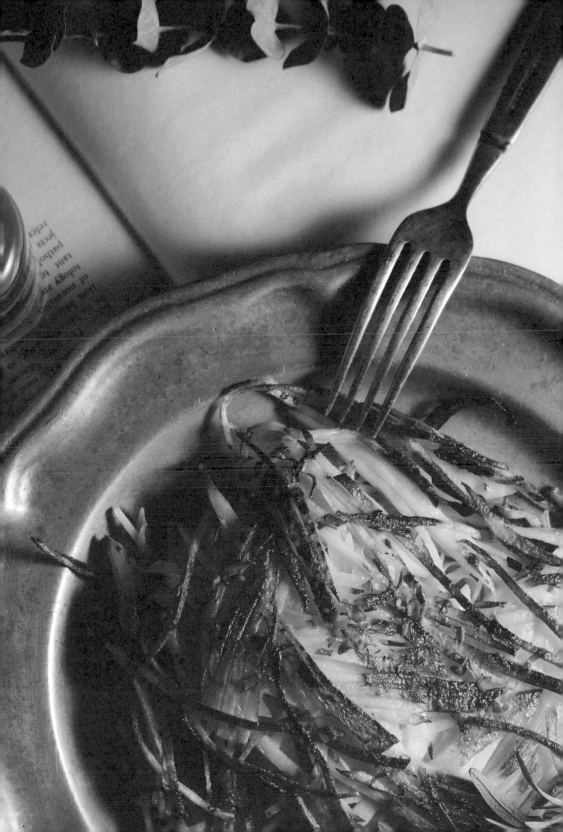

餐桌上的榛果油

沒有甜味的金莎巧克力油

最佳油溫範圍：冒煙點 220℃
料理變化方式：煎、炸、爆、酥

榛果油特殊的香味深獲許多主廚青睞，常運用在以下料理
用途上：

· 品嚐佐味—麵食、馬鈴薯、豆類、蘆筍、茄子、魚類、
牛肉冷盤、中式炒飯、炒麵、咖哩等。

· 糕點烘焙—大量運用在核果蛋糕、烤餅、麵包、甜點等。

· 油渣利用—壓榨榛果油後所留下的榛果粉，是代替麵粉
製作糕點的好食材，富含維他命 E、蛋白質還有淡淡的堅
果香，可製作餅乾、磅蛋糕或是蛋糕表面裝飾粉；也可加
入牛奶當早餐穀片、製作獅子頭代替麵包粉、做炸雞、炸
魚的外層裹粉。由於不含麩質，適合麩質不耐症者。

好油好好吃
南法鄉村馬鈴薯餅

材料
榛果油 2T
馬鈴薯 2 個（刨絲）
巴西里末少許
鹽少許
胡椒少許
番茄醬適量

開始動手

1. 將馬鈴薯絲加入巴西里末、鹽、胡椒抓
   勻，分兩等份。

2. 平底鍋倒入榛果油溫熱，放入馬鈴薯絲
   兩面煎成金黃色即可。

3. 起鍋食用可沾取番茄醬搭配。

生活中的榛果油

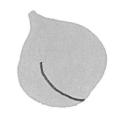

收斂毛孔，改善油性膚質

榛果油液中含有大量的油酸成分，格外適合作為按摩油使用，在芳香療法中是相當受歡迎的基底油。按摩後可以治療許多皮膚問題，特別是皮膚乾燥、敏感等，適用保養範圍包括以下幾項：

· 適合各種類型肌膚
· 調節皮膚油質、收斂粗大毛孔
· 優異持久保濕力
· 軟化滋潤粗老硬皮
· 促進肌膚再生、減緩老化
· 淡化妊辰紋、肥胖紋
· 改善青春痘、粉刺問題

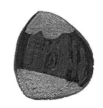

治療腫瘤珍貴紫杉醇

美國國家癌症研究中心和義大利研究人員合作發現：榛果含有紫杉醇和紫杉烷類化合物，這些化合物是治療腫瘤的有效成分，尤其對於卵巢癌和乳癌效果更為卓著。

中國醫藥學認為榛果味甘、性平，具有補益脾胃及保護眼力的

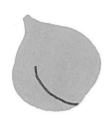

功效，常將榛果運用於治療食慾不佳、倦怠乏力、眼花、肌體
消瘦等膳食藥方中。榛果用於醫藥用途主要為以下幾個方向：

· 改善代謝症候群
· 控制高血壓、第二型糖尿病
· 降低膽固醇、心臟病風險
· 防治卵巢癌、乳癌
· 避免罹患阿滋海默症
· 改善濕疹

堅果之王營養優異

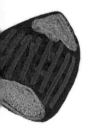

榛果有堅果之王的美譽，為「世界四大堅果」之中營養價值最
優異的一種。其不飽和脂肪酸、葉酸、維生素 B6 及鉀的含量
勝於杏仁、核桃和腰果，可降低膽固醇，維持動脈血管的健康
和順暢。

每日人體所需蛋白質建議攝取量為 22%，只要透過 100 公克
的榛果，就可以滿足一日所需量（榛果 100 公克蛋白質含量
10~24%）。但在攝取榛果或榛果油的時候，仍需注意同時要
減量其他的油脂攝取。

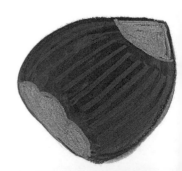

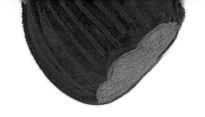

土耳其三餐、零食共同主角

土耳其的吉瑞桑省是土國重要的榛果種植區，矗立在當地市中心的一處塑像：一男一女高舉著巨型榛果樹，說明榛果在當地人民心中的價值。在那裡的任何一家超市、商店，隨時販售著熱騰騰的新鮮榛果，還有榛果粉、榛果抹醬、榛果巧克力等，連平常煮菜的油也從榛果榨取，即使價格比普通的沙拉油貴上好幾倍，當地人仍認為榛果油不僅讓菜餚添香，也會強壯身體。

榛果油的特殊脂肪結構，讓人能安心地使用它來高溫烹調菜餚；其具有乳木香氣的果仁，也很適合製作巧克力和糕點。在世界各國，其實飲料菜單裡也常出現榛果的蹤跡，像是榛果咖啡、榛果奶酒、榛果可可、榛果杏仁茶等。這樣看來，全世界也跟土耳其一樣，真是無處不榛果！

豐收季節，帶來求婚好風水

榛果在土耳其可說是睜眼閉眼都無所不在，當地人妙喻：「榛果就像是媽媽或女朋友，是他們的全部」。甚至如結婚的人生大事，都視榛果當年是否豐收而定，若該年收成好，女生就知道男朋友今年會來求婚了！榛果也是製作藝品的上好素材，包括手工飾品、項鍊、手環等，是當地的特色文物。

高溫油

葡萄子油

Grape seed oil

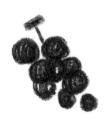

項目	屬性
產期	常年陸續收成
口感氣味	熟成香蕉果實味
保存方式	置於陰涼處
取油物理壓榨法	過篩梗、果皮、葡萄子後→烘曬乾燥 →碾磨→壓榨
出油率與油色	出油率約 10%，油色微黃偏綠色。

紫色旋風，永遠年輕的秘密

漿果翹楚，原花青素盡藏皮與子

葡萄是一種常見的落葉藤本植物，屬漿果類，為世界四大水果之首，也稱菩提、蒲桃、葡桃。葡萄品種繁多，果粒的大小、口感和滋味都差異很大，外皮顏色更有黑、紫、紅、粉、綠、黃等多種色彩。究竟是什麼神奇的魔力，讓這些果皮有著這麼繽紛的顏色？一起來看看！

超強抗氧化 OPC

葡萄子中的原花青素，就是左右葡萄果實外觀色澤的主要元素。雖然葡萄子油含有大量易變質的亞麻油酸 Ω6，但正因為也含有豐富的原花青素，讓它變成穩定的烹調用油，葡萄子油高含量的維他命 E、類黃酮、兒茶素，都是對抗人體自由基的優質成分。

醫學研究證實人體的老化，和氧化作用有著密切的關係。葡萄子具有高度抗氧化作用，可對抗自由基，許多豐富的營養成分，都集中在種子和外皮中，所以，吃葡萄不吐葡萄皮的人有福了！

天然未加工的葡萄子油顏色微黃偏綠，嚐起來有淡淡成熟香蕉的果香味，耐高溫，不只有益健康，而且冒煙點高，非常好運用，能帶給烹調多樣性的變化。

享譽全球的法國葡萄莊園

人類與葡萄的淵源可以追溯到史前時期，年代幾乎不可考。

1996 年考古學家在伊朗北部，曾發現一只 7000 多年前的葡萄酒儲藏罐；一些古文明地區如美索不達米亞和古埃及等，也都有證據顯示已有葡萄釀酒技術，當時採用的葡萄品種屬於 Vitis Vinifera，和目前全球數以千計的釀酒葡萄、葡萄子油的品種相同。 台灣與美國栽種葡萄的歷史相近，台灣的葡萄栽種始於清康熙 12 年，約 300 多年前，先民自大陸引進純歐洲系品種；同時期，西班牙探險家也將葡萄帶進美國。葡萄東奔西走，默默擴張著它的繁衍版圖。

將葡萄子壓榨成油液始於中世紀時期，一開始多做為醫病藥用，舊約聖經曾記載人們已知使用葡萄子油烹飪豆類料理。1909 年一家義大利廠商開始有規模性的壓榨葡萄子油，並進行商業販售，葡萄子用於烹調的風氣逐漸形成。

葡萄子油的壓榨工藝，主要是將葡萄壓榨後，分離出梗、果核、果皮，篩出的葡萄子先進行日曬乾燥，再進行壓榨油液的程序。2 公斤的葡萄子，約可分離出 0.2 公斤的葡萄子油，剩餘 1.8 公斤全是葡萄子餘渣。以商業效益來說，葡萄子的出油率並不高！也因此，真正純葡萄子油的價格，絕對和我們在超市賣場常看到的不同。

葡萄子油的產地，主要集中在製造紅酒最多的國家，如義大利、法國，其中法國因地理條件佔了優勢，葡萄出產最多，目前為世界上最大的紅酒與葡萄子油生產國。

南法香蕉蛋糕

餐桌上的葡萄子油

富含果實香氣的法式優雅

最佳油溫範圍：冒煙點 220°C
料理變化方式：煎、炸、爆、酥

葡萄子油屬珍貴稀少的健康油脂，本身氣息清新，又富含果實、堅果的特殊香氣。許多熱愛葡萄酒的人士，對葡萄子油也相當喜愛。加入沙拉、炒時蔬或調入沾料醬汁中，別有一番法式風情。

材料

低筋麵粉 70g（過篩）
糖粉 60g（過篩）
牛奶 60g（回室溫）
葡萄子油 50g
雞蛋 4 顆（蛋黃蛋白分開）
熟香蕉兩條約 170g（壓成泥狀）
紅茶 1t（碾碎）
核桃數個（壓碎）

開始動手

1. 蛋黃打散後依序加入葡萄子油、牛奶，攪拌均勻。接著，加入過篩的低筋麵粉，拌勻後再加入香蕉泥糊。

2. 蛋白在另一只無水容器內打至充分發泡（倒扣不會坍塌）；分三次加入糖粉輕輕拌勻。

3. 將步驟 2. 也是分三次加入 1. 的麵糊內，並使用刮刀同一方向拌勻，最後撒上紅茶粉、核桃末。

4. 拌勻後即可倒入 6 寸模具內（或杯子蛋糕烤模），以 170 度烤 25 分鐘。

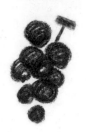

生活中的葡萄子油

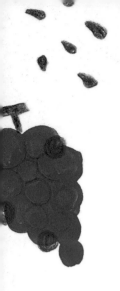

調節膚色，撫平皺紋疤痕

油質清爽的葡萄子油容易滲透肌膚屏障，促進細胞的微循環，並達到長效激勵免疫系統的作用。其中所含維生素 E，能減少皺紋和修復疤痕；原花青素可以幫助骨膠原形成，促進肌膚結締組織與細胞活化再生。

最近研究證實葡萄子油具有抗氧化、抗炎和抗菌性能，這也意味著它可以防止自由基損傷肌膚，並能均勻膚色，抑制痤瘡細菌感染。相關美容保養作用如下：

・抗菌防止發炎
・促進細胞代謝再生
・減少皺紋
・均勻膚色

勻膚除皺按摩油

葡萄子油可搭配個人喜愛之精油，兩者調勻後，輕輕按摩全身肌膚與臉部。有助於緊緻肌膚回覆彈性，去除自由基，阻斷皮膚皺紋和囊泡出現，維持皮膚滑潤，還能去除肌膚上的黃褐斑。

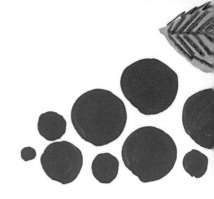

防中風、抗衰老 K、C、E 油夠力

葡萄子油清除血管油脂的功效良好,也是少數可以調升高密度脂蛋白數量的天然食物。除此之外,葡萄子油高含量的 Omega-6、維他命 E、原花青素、類生物黃鹼素,都是對抗人體自由基的優質成分。

生化醫學指出現代慢性病的成因,都是因為自由基氧化作用所致。葡萄子油的超強抗氧化能力,廣受醫界推崇。1 杯葡萄熱量約 100 卡路里,其中提供超過 1/4 的每日維生素 K 和 C 建議攝取量;而 1 湯匙的葡萄種子油,提供高量的抗氧化劑,約為維生素 E 的 50 倍、維生素 C 的 20 倍,在人體內可維持 72 小時之久。這些優異的特性運用在醫學包括以下幾項:

・防治乳癌及其他腫瘤
・抵抗自由基、糖尿病、肝病
・修復自體免疫性疾病
・預防老年痴呆、老化、陽痿
・舒緩關節炎、幫助骨膠原形成
・保護心血管、防治中風和冠心病
・恢復視力健康

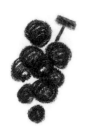

「葡萄常」世界工藝一等獎

葡萄的原產地在歐洲地中海、中亞一帶。中國栽培葡萄的歷史約有兩千多年，漢代張騫出史西域，將葡萄帶進了中國，不僅當水果食用，還賦予它非常深厚的文化內涵，將葡萄的形色變成了精美的手工藝品，深得慈禧太后的賞識。

話說 1894 年冬天，光緒皇帝為慈禧做 60 大壽，李蓮英太監從宮外買進一小串葡萄，慈禧老佛爺特別喜愛吃葡萄，但冬天吃不著也看不見葡萄，太監就把這株葡萄掛到宮裡，慈禧一看要摘來吃，太監忙回稟：「老佛爺，這是假的」，慈禧不相信，就用手去摸、捏，外觀跟真葡萄一樣，可是卻捏不破、招不出水來，慈禧感到新奇又驚喜。這就是非常著名的「葡萄常」第一代傳人常在的手工藝品，一時名噪京城。

1919 年，葡萄常應邀參加世界性「巴拿馬國際博覽會」，並榮獲一等獎，葡萄隨著中國手工藝之名聲躍上了世界的藝術舞台。

歐洲民俗療法的靈丹聖果

歐洲民間的治療師，經常利用葡萄來療疾。像是用葡萄的汁液治療皮膚和眼部疾病；用葡萄葉止血、治炎症和痔瘡；以未成熟的葡萄舒緩喉嚨痛；用葡萄乾減輕結核病、便秘；熟成的葡萄則做為治療癌症、霍亂、天花、眼感染及腎臟、肝臟等疾病的食療藥方。葡萄的營養精華，在早年彷如萬靈丹一般被廣泛運用。

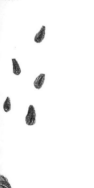

葡萄種類約 60 種，細分品種卻多達 8000 多種，顏色有綠、紅、黑、黃、粉、紫，少見的 白葡萄」其實是綠色的，主要原因是紫葡萄進化時，負責葡萄顏色的花青素發生突變，導致花青素基因關閉不產生色素，才會出現毫無色素的白葡萄品種。

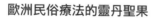

葡萄糖！人體的超級電池

葡萄汁糖分含量極高，熬煮成葡萄糖漿可以代替麥芽糖、蔗糖
使用。在新疆維吾爾族將此延伸做成傳統小吃，稱為馬仁糖或
是切糕。

馬仁糖切糕的主要做法，是在葡萄榨汁後，以攝氏 115 度文火
熬煮 4 小時蒸發其水分，90 公斤的葡萄汁濃縮成 30 公斤的糖
漿，再拌入烘烤後的堅果，趁熱切塊，吃起來焦香酥脆。它不
僅是最具西域風情的甜點，也是當地人重要的熱量來源。絲路
商人曾經以馬仁葡萄糖糕作為乾糧和營養來源，終於征服了沙
漠。

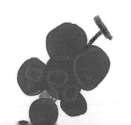

高溫油

茶油
Tea oil

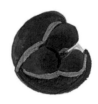

項目	屬性
科屬	山茶科
主要產地	中國大陸
品種	·小葉茶：烏龍、包種、金萱等。 ·大葉茶：普洱茶、阿薩姆、紅茶等。
出油率與油色	出油率18%~30%，油色深黃或濃褐色。

源自東方的橄欖油

山茶雙寶，茶花子、茶葉樹兩種油料植物

中國生產茶油歷史悠久，約有二千多年的歷史。早在西元前100多年漢武帝時，農民就已懂得榨取茶油來食用，之後傳入宮廷。但一直到南宋年間，中國漢人才開始大規模栽種油茶樹，取得質量穩定的茶油來源。

野生油茶樹生長在中國南方，亞熱帶濕潤氣候地區的高山、丘陵地帶，10多個省都能種植，目前主要產區在中國的湖南、江西、廣西等地。全中國現有栽培面積約4500萬畝，年產油茶籽100萬噸、茶油27萬噸。台灣的茶油樹約在300年前引進種植，目前主要種植地為南投、花蓮等地，產量稀少。

台灣茶油九成大陸出產

油茶7年才結果，栽培不易。台灣油茶子產量不多、生產成本高，市售茶油有很大的比例是由中國大陸進口的茶子所榨取，業者估計，約九成以上來自對岸，台灣本土苦茶油僅佔3%。

茶油由於脂肪酸結構類似橄欖油，因此有「東方橄欖油」的美稱，也稱為苦茶油、茶花子油、山茶油、油茶油、茶油、野茶油、椿油。兩千多年來一直是大陸東岸與台灣早期社會珍貴的油液，多用在生病恢復期，或婦女坐月子調理身體之用。

同名不同味兒

特別的是，茶油的榨油原料不只來自一種植物，目前市面上的

苦茶油壓榨原料可粗分為兩大類：茶花子樹（樹形高，葉子無法食用）、茶葉樹（灌木矮樹，嫩葉可製茶，結成的果實可榨油）。這兩者的風味、口感甚至是油液的色澤都有差異。

茶花子樹為山茶花屬山茶科，簡稱為「茶花」，亦稱為「椿」，屬常綠小喬木，生長地區喜好四季溫和、雨量豐沛的山坡地，約在海拔 100~1200 公尺間，終年常青、花期長，從開花到採果大約一年左右。

山茶花品系繁多，形色各異，是名副其實多采多姿的千面女郎。在油料來源方面，主要為「大果子紅花」和「小果子白花」兩個品種。

茶花子樹在冬天盛開，春天結果實，秋天果實成熟即可採收製油。茶樹為花、果同株，果實成熟可收成時，也同時開著明年預備長成果實的花。茶花子油也稱「苦茶油」，茶花子樹與橄欖、油棕及椰子並列世界 4 大「木本油料作物」，並且有助水土保持、淨化空氣的環保作用。

茶子油來自「茶葉樹」所結的果實榨油取得。茶葉樹的樹形屬灌木矮樹，嫩葉可製茶外，果實可榨油。以綠茶和烏龍茶品種的茶葉樹種籽，最常被用來壓榨茶子油，品質也最好，這也是台灣目前茶樹種籽的原料，相對比較可以自給自足的茶油種類。

茶樹常年在連綿疊嶂的群山之中天然孕育，經雲滋霧養，飽含日月之精華、天地之靈氣。來自高山茶樹的果種歷經手工摘取、陽光曝曬、脫殼、低溫冷藏、壓榨等多項物理製法，純天然食用油製程中，通常都堅持不採用脫酸、脫色等化學處理，因此保留住豐富的單元不飽和脂肪酸、天然維生素 E 及茶多酚等成份，油液香氣清雅、順口。

苦茶油（茶花子油）營養成分　　**營養精華**：維生素 A、B 群、E、鋅、鐵、鎂、鈣、茶多酚、苦柑素、茶皂醇 A、單元不飽和脂肪酸等。

營養元素	所佔比例
棕櫚油烯酸（單元 Ω7）	0.1%
次亞麻油酸（多元 Ω3）	0.4%
硬脂酸	2%
棕櫚酸	9%
亞麻油酸（多元 Ω6）	9%
油酸（單元 Ω9）	79.5%

茶子油（茶葉樹油）營養成分　　**營養精華**：山茶苷、磷脂質和皂苷、維生素 E、鞣質、單元不飽和脂肪酸等。

營養元素	所佔比例
飽和脂肪酸	17%
亞麻油酸（多元 Ω6）	21%
油酸（單元 Ω9）	62%

認識茶花子樹與苦茶油

項目	屬性	
科屬	山茶科	
主要產地	全球茶油產量 90% 以上來自中國，其次為日本。	
品種	大果茶子（紅花）果實大，所榨的苦茶油也比較便宜。	小果茶子（白花）：果實小產量少，因此價格較昂貴。
出油率與油色	油色金黃色。	出油率約 30%，油色翠綠色。

好油好好吃
茶油烙米線餅

材料
米線 2 份
枸杞適量
茶油 2T
老薑絲適量
紅蔥頭末適量

餐桌上的茶油
文人茶風，藥膳良伴

最佳油溫範圍：冒煙點 220°C
料理變化方式：煎、炸、爆、酥

茶油在台灣通常都稱為苦茶油，並未強
調油料來源的差別。最常見的茶油料理
如拌飯、拌麵線，也可用來炒菜、炒金
桔仔、炒苦茶油雞或腰子等保健膳食。
長期食用對胃病具有療效。民間也有坐
月子吃茶油的習慣，早期社會婦女產後
做月子，或是生病要顧胃，都會用茶油
來拌食。

開始動手

1. 大碗裡倒入熱開水，將米線泡軟後剪短、瀝乾水分。

2. 枸杞過熱水後即撈起，紅蔥頭切末、老薑切絲備用。

3. 在平底鍋刷上薄薄的茶油，取一團米線放入鍋中用鍋鏟壓扁，煎至兩面金黃酥
   脆。油鍋邊同時放入老薑絲、紅蔥頭炒香。

4. 起鍋前放入枸杞拌一下即可盛出。

生活中的茶油

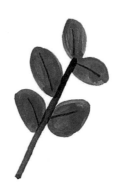

一潤百順，老祖母的美妝智慧

茶油自三國時代流傳至今，又名為神仙油、美人油。茶花不僅美麗，香氣馥郁馨芳，深受女性喜愛；茶子除了做為高級食用油，也是非常優異的芳療保濕油。

毛躁順髮油

老祖母那個年代，常見她們用木梳沾點茶油，把長長的頭髮梳直，再結個髮髻。在日本，幾百年來女性也用茶油來滋潤強韌又黑又長的秀髮，現代人染燙頻繁，亦可用茶油來拯救毛躁的髮尾。相關美容保養用途如下：

- 各類膚質滋養油
- 淡斑除細紋
- 改善青春痘與敏感肌膚
- 強韌烏黑秀髮

斑點妊娠滋潤油

茶油清爽易吸收，適合所有類型的肌膚。有助於去除細紋、淡

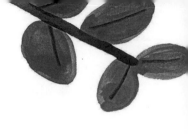
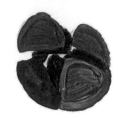

化斑印和妊娠紋，特別對乾燥、敏感或青春痘肌膚有明顯改善作用。

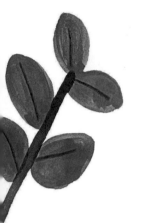

醇類苦柑素，潤肺調脾胃

據中藥典籍的記載：「茶子含有山茶苦柑素、脂肪油、玉蕊醇A、茶皂醇 A/B」；本草綱目記載：「茶油可潤肺安五臟、調脾胃，為溫和營養劑，能促進血液循環、調適體質及改善，久年骨病、氣管炎。」目前運用在食療醫學項目大致如下：

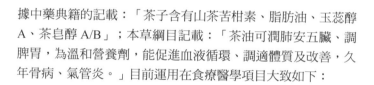

· 清肝解毒
· 健胃整腸
· 保護心血管
· 抗氧化、延長細胞壽命
· 預防癌症

快馬送京皇帝貢油

苦茶油資源稀有，在明清時期火紅達到了巔峰，曾為皇室指定貢油。清咸豐十一年，講究以食養生的詹明燦為徽州府學庠生時，每日均以家鄉瀹川帶來的山茶油烹炒菜餚。一日午餐，徽州知府陪同提學御史巡教至校，忽聞縷縷山茶油清香撲鼻而來，他們尋至詹氏住所，立即愛上這色澤鮮亮、清香濃郁的山茶油。隨後，徽州知府差人攜油進京獻與朝廷，文宗帝品嘗後

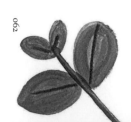

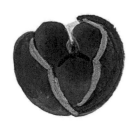
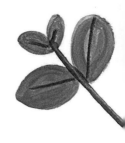

龍顏大悅，當即降旨定為貢油。詹明燦因此奉旨回鄉，專心榨油，年復一年為皇宮壓製御用油送達宮廷。詹明燦享年 84 歲，在當時年代堪稱長壽之人。

何來有苦？

茶花子油或茶葉樹油嚴格來說一點也不苦，但在台灣卻習慣都稱為「苦茶油」，在大陸、歐美可是有個美麗的名稱「茶花油」，日本又為「椿油」。茶油的價格高低相差甚多，主要取決於油料來源。

要壓榨出高品質的苦茶油，苦茶子的篩選很重要，再好的苦茶子，若雜質、瘀子、發霉子、殘缺子過多，皆會影響榨出來的品質。尤其發霉子過多，榨出來的油就真的會出現苦味和怪味，且影響健康。

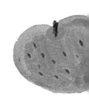

五季等待，就為一品油

茶油有「東方橄欖油」美稱，但實質上比橄欖油更加珍稀。通常橄欖、花生、芝麻最長生長週期約 4~5 個月可採收；茶油生長週期卻很長，是所有油料作物生長時間最長的，需歷經秋、冬、春、夏、秋五個季節，大約是 13 個月，孕育期長達一年以上，民間譬喻如人懷孕，因此有「抱子懷胎」之說。也因為採收不如其他油脂來得有經濟效益，因此在推廣上無法普及。

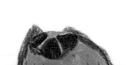

高溫油

甜杏仁油
Almond oil

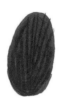

項目	屬性
種實產期	2~3 月開花，8~10 月採收。
口感氣味	堅果杏仁香味
保存方式	置陰涼處
取油物理壓榨法	採摘震動搖下果實→日曬果實 7 天日光浴→碾磨壓榨
出油率與油色	出油率約 40~47%，油色淺黃色。

甜美靈藥，經典風味烹調油

緋紅森林裡的層層驚喜

台灣和中國從很早以前，就開始用杏仁做各式飲品與糕點，像是讓老一輩念念不忘的杏仁桃酥、杏仁糕，早餐店或夜市常見的杏仁茶配油條，到後來融入西點手法製成的杏仁薄餅、杏仁巧克力等。

南杏甜入食，北杏苦入藥

杏仁有南杏、北杏之分，「北杏」常入藥，又稱苦杏仁；「南杏」味甘，又稱甜杏仁，可榨油、烘焙，也廣泛運用在零食上，像是杏仁小魚乾、杏仁糖及食品原料。杏仁不但含有豐富蛋白質，還可以潤燥補肺、滋養肌膚，壓榨的杏仁油更是營養味美的烹調用油！

嬌麗花顏只為硬傲之果

杏樹高約 6~12 公尺，開著粉紅色或白色的花。秋季開始發嫩芽，從芽邊開出花苞，到 12 月中，授粉顆粒成熟時，小嫩芽依然含苞枝頭，到來年 1 月份才開始迅速綻放。

杏樹花開的時節，讓人驚艷其花朵有如櫻花般迷人心醉，把整個山林野際染滿緋紅！甜杏果實為核果非堅果，略扁卵圓型，外果皮披有絨毛厚革質，不像其它李屬科植物如梅、櫻桃，外果皮為可食用的薄肉質。當甜杏仁果實熟成時，外果皮會裂開，裂得越開代表越成熟，裡面包著的是木質果皮所形成的種子外層。如此層層剝開後，才是我們在市面上看到的「杏仁果」。

全球 80% 甜杏仁產地在加州

杏樹屬落葉喬木，原產中亞，在第六至第九世紀間散布到南歐，至今所有的地中海國家、黑海沿岸和美國加州都有種植。歷史學家普遍認為杏仁和棗子是人類最早種植的食物之一。

西元前 1400 年聖經曾談述杏仁樹花開。直到古埃及第十八王朝國王圖坦卡門逝世時，囑人將幾把杏仁帶到他的墳墓裡，以陪伴他的天國之旅。不論是在私人還是在公開場合，古羅馬人都將蜜杏仁做為禮物，饋贈顯貴人士。

甜杏仁小小一顆，卻層層都有用途，披有絨毛的外果皮粉碎後，可當乳牛睡覺的床墊、夾板或是生物燃料；中層軟皮可當成乳牛的飼料；最裡面的堅果就是杏仁果，可供食用和榨油。

西元 600~900 年杏樹從中亞向世界拓展，經過西班牙、摩洛哥、希臘、以色列，並經由絲綢之路到了中國。天主教方濟會教士從西班牙帶杏樹到美國加州海岸，做為護佑傳教活動中的吉祥樹。直到近代，在過去的 30 年裡，加州杏仁的產量翻倍成長，栽種面積超過 50 萬英畝，甜杏仁也成為美國最大的出口栽種物。

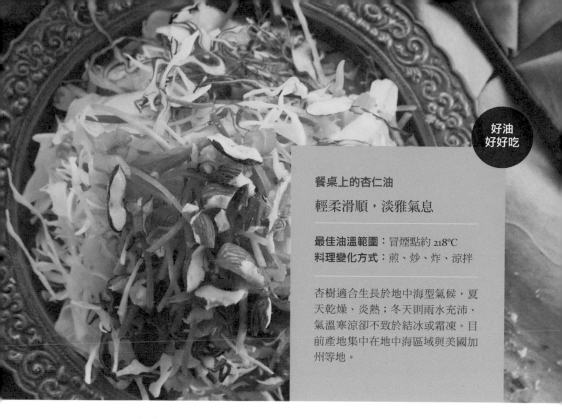

餐桌上的杏仁油

輕柔滑順，淡雅氣息

最佳油溫範圍：冒煙點約 218℃
料理變化方式：煎、炒、炸、涼拌

杏樹適合生長於地中海型氣候，夏
天乾燥、炎熱；冬天則雨水充沛、
氣溫寒涼卻不致於結冰或霜凍。目
前產地集中在地中海區域與美國加
州等地。

好油好好吃

泰式杏仁沙拉

材料
3 杯高麗菜（切絲）
3 杯綠色蔬菜
1/4 杯紫高麗菜（切絲）
1 杯胡蘿蔔（切絲）
1/4 杯蔥花
1/2 杯杏仁果（烘焙後切碎）
1/2 杯熟雞肉絲

泰式醬汁
1/2 杯杏仁油
1/4 杯新鮮檸檬汁
2t 糖
2t 新鮮香菜（切碎）
2t 新鮮薄荷（切碎）
鹽巴適量
辣油適量

開始動手

1. 蔬菜洗淨、擦乾、切絲；核果烘焙後切碎；雞肉燙熟手
   撕成絲。

2. 所有沙拉食材放置大碗中。

3. 泰式醬汁調味料拌勻，食用沙拉時淋上佐味即成。

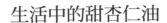

生活中的甜杏仁油

強化版 a 生育酚，敏感脫屑肌膚救星

甜杏仁油是來自大自然的美容聖品，其脂肪酸結構與杏桃仁油相似，都含有極其豐富強化版的 a 生育酚，能使肌膚光滑細嫩，特別適合乾燥的皮膚，可改善肌膚脫屑、脆弱和搔癢情況。就算是敏感性肌膚，甚至小嬰兒也能接受杏仁油，因此成為最熱門的護膚油和芳療基底油。主要效果多運用於以下膚質狀況：

・滋潤乾燥、脫屑膚質
・改善皮膚搔癢
・敏感性肌膚與嬰幼兒滋潤油
・改善肌膚暗沉問題

改善代謝排毒，預防阿茲海默症

甜杏仁油含有豐富的抗氧化劑，包括多酚類、黃酮、黃烷三醇等，以及大量生育酚（維生素 E 活性分子，其中以 a 和 r 生育酚為主），對細胞修復和抗氧化極有幫助。杏仁油也可以用來治療皮膚乾燥問題，並降低皮膚癌的風險。相關療效功用在於以下幾項：

・保護肺泡細胞和支氣管功能
・強化肝細胞
・降低 67% 阿茲海默症、活化腦下垂體
・預防溶血性貧血，保護紅血球使之不易破裂
・降低膽固醇，預防冠心病
・治療腫瘤
・改善代謝症候群

| 什麼是「a 生育酚」？ | 杏仁油含有大量的 a 生育酚，此物質是自然界中分布最廣泛、活性最高的維生素 E，其主要功效可以改善脂質代謝、預防冠心病、抗癌、活化腦下垂體、治療甲狀腺疾病、參與細胞 DNA 合成、減少疤痕與色素的沈積、脫髮症、加速傷口癒合等。 |
| 中醫用的杏仁種類 | 「甜杏仁」較大，果皮顏色淡、杏仁味輕淡；「苦杏仁」較小，底部左右略不對稱為心臟型，果皮顏色深，杏仁味較重，中醫臨床常用苦杏仁為止咳平喘藥，但是具有小毒，需要炒、煮炮製後才可入藥，需節量食用。 |

法式豐胸與驚人睫毛膏配方

法國女作家科萊特是法國 20 世紀最著名的國寶級作家。她出生於法國鄉村，熱愛人自然，善於表達芬芳、滋味和各種感覺，曾在其著名作品中警告女性：「別吃太多杏仁，它們有豐胸的功能。」與其說這是警告，不如說是送給所有女性的甜蜜喜訊。西元前 400 年的古埃及，女人用燒黑的杏仁加上蜂蜜，以及不可思議的鱷魚糞便，一起磨成粉攪拌後，當成睫毛膏來使用，據說能讓睫毛看起來又黑又長。女性愛美自古皆然，真無所不用其極。

如果沒有蜜蜂，這個世界就沒有杏仁

對上千種農作物來說，蜜蜂的授粉是生態延續的關鍵。杏仁和許多植物都是經由蜜蜂授粉成果的，每年 2~3 月中杏樹花開時，在加州都會有將近 100 萬蜂箱（佔全美的 5 成）遷移到杏仁樹林去做授粉工作，是世界上最大的年度管理授粉事件。

高溫油

摩洛哥堅果油
Argon oil

果實產期	6~8 月
口感氣味	堅果濃厚香味
保存方式	置於陰涼處
取油物理壓榨法	採集→擊碎果殼→壓榨→分離油脂
出油率與油色	出油率 30~50%，油色為金黃偏橙色。

愛戀北非，沙漠中的生機綠洲

種 30 年才結果的珍罕植物

原始沙漠、土著、傳統部落與奔馳的野生動物，非洲，在多數人的字典裡，是一個神秘且古老的國度。座落於非洲西北部的摩洛哥，位居非洲通往歐洲的交通要道，阿拉伯人在 7 世紀駐足此地隨後成立王國，西方國家曾入侵過，這些歷史因素，讓摩洛哥充滿了東西融合的異國風情。當地著名的不只有香料、染製技術，靠近撒哈拉沙漠邊緣，在摩洛哥境內生長著一種堅果樹，竟然已被聯合國列為世界遺產之一。

全世界最貴的油液

摩洛哥堅果也稱為亞剛果、鋼鐵樹、阿甘果。由於堅果油脂的美味、營養價值與稀有性，過去 20 年來，摩洛哥堅果油的價格與知名度隨之水漲船高，成為全世界最貴的油脂，每公升售價約 250 歐元。

摩洛哥手工採集堅果王國

摩洛哥堅果樹是世界上最老的樹種之一，距今約有 2500 年以上，生長於西地中海北非地區，為碳酸鈣半沙漠山谷裡的特有種植物，在摩洛哥西南部的野生環境內可見其蹤跡。

摩洛哥堅果樹枝幹上密布棘刺，木質堅硬，也被稱為硬木，可以生長於非常乾旱、高溫的土地上，平均存活 150~200 年之久。最厲害的是它的根部，可伸展至地下 30 公尺處，即使在乾燥缺水或類似沙漠的環境下，也能毫無困難的存活下來。

摩洛哥堅果樹若栽種需 30~50 年後才開始結果，果實生長週期也長，成熟要一年時間，果色會由鮮綠色轉至黃色，肉質外觀類似橄欖，但更大更圓，果肉鮮美又有多量油脂，裡面包含 2~3 個杏仁狀的內核果仁。

摩洛哥堅果樹在維護生態平衡、保護生物種群等多樣性方面，起著極為重要的作用，憑藉其強大的樹根，還可以幫助水土保持，以避免荒漠化威脅，可稱之為非洲的生命之樹，也是人類和鳥獸的油養天物。

壓榨最厚工耗時的油液

柏柏爾族婦女，以手工採集地上掉落之摩洛哥堅果，並以手工擊碎，從果殼裡取出堅果仁核。雖然也曾嘗試使用現代化設備剝殼、壓榨，但效果不彰，為維持最鮮美的油液品質，目前摩洛哥堅果油的取得，還是得仰賴大量勞力剝殼的半手工工序：

收集落果─每年的 6~8 月是摩洛哥堅果收獲季節，果實採收權是由法律規定及村落傳統所監控，每一株堅果樹的果實產量大約 8 公斤，成熟的果實會自然掉落在地上，不能使用外力將其打落。

敲擊去殼─當地柏柏爾族婦女利用兩塊石頭，將果仁堅硬的外殼敲碎，摩洛哥堅果比一般堅果殼硬 16 倍，而且 60 公斤果實只能取得 50 公斤堅果，最後剝出 2 公斤的果仁核，前後約需 4~5 個星期的作業時間！

石磨壓榨─使用傳統石磨碾碎堅果泥，於陶器中注入少許溫水，利用手掌力量來回揉捏成泥團，分離出油脂與堅果餘渣泥，60 公斤果實最後只能得到 1 公升的初榨摩洛哥堅果油。可見其珍貴程度！

好油好好吃
摩洛哥堅果醬

材料

3 杯新鮮羅勒葉（需拭乾）
1/4 杯松子
3/4 杯碎乾酪
4 瓣大蒜
1/2 杯初榨摩洛哥堅果油
檸檬汁適量
鹽和胡椒適量
巴西里適量

開始動手

1. 松子在平底鍋乾烙一下。

2. 所有的材料包括松子放入攪拌機，打成
   糊狀即成。

3. 製作好之後放冰箱可保存 2~3 星期。

● 小技巧

做成之堅果醬可與其他食材一起放入塔著鍋內烹調，也可以塗抹
麵包、做成麵條的拌醬或是肉類蔬菜之調味料。注意製作過程中
不可碰到水分。

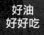

好油
好好吃

餐桌上的摩洛哥堅果油

厚工珍饈，濃香味如豬油脂

最佳油溫範圍：冒煙點約 216ºC
料理變化方式：煎、炸、爆、酥

它豐富的口感有如動物油脂般豐潤，也
是素食者偏好的食用油，有機會必定要
一嘗珍味。

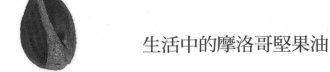

生活中的摩洛哥堅果油

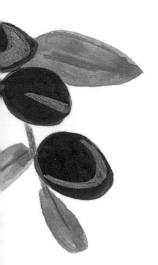

眼周、美甲、護髮,最強抗衰老植物油

摩洛哥堅果油,是目前世界上最強大的抗衰老天然植物油,含豐富的維他命 E 和酪梨油質,這是抗皮膚衰老的二個基本要素,也是世界上唯一同時含有這兩種要素的植物油。

這些成分能修復角質層皮膚,人體角質層間隙最需要這類油脂來潤澤、修護;同時能強化皮膚的結締組織、維持長效的平衡作用;豐富的養分對眼睛四周細緻的肌膚也很有滋養效果。其美容保養運用的方式如下:

- ·滋潤乾性、脫皮、老化肌膚
- ·預防眼眶四周細紋
- ·深層護髮柔亮滑順
- ·強化指甲光澤
- ·面皰、濕疹、曬傷消炎鎮定
- ·促進癒合傷疤
- ·刺激皮膚細胞再生
- ·保護肌膚免受幅射傷害

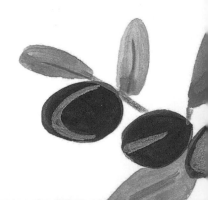

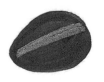
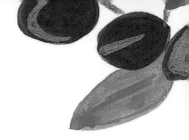
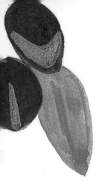

抗疤痕調和配方	材料	摩洛哥堅果油、玫瑰籽油
	做法	將兩種油調和均勻，塗抹在疤痕處。有效對抗疤痕與避免妊娠紋。

【油養沙龍】敏感性肌膚配方	材料	摩洛哥堅果油 20ml、酪梨油 20ml、玫瑰籽油 10ml、數滴沙棘油
	做法	將 4 種油液混和調勻，輕輕塗抹滋潤肌膚。

【油養沙龍】輕微傷口護理油	材料	摩洛哥堅果油、黑種草油
	做法	兩種油以 1:1 比例混合後，塗抹於傷口上。

深層護髮素	材料	摩洛哥堅果油適量
	做法	1 週 1 次洗髮後塗於頭髮上，當做修復髮油來使用，用毛巾包裹起來 30 分鐘後沖洗掉，可讓秀髮柔亮動人，加強光澤感。

修復受損 DNA，活化大腦功能

摩洛哥堅果油滿載豐富的維生素 E，為橄欖油的兩倍，另外具有優異的抗氧化劑和必需脂肪酸，每日 1 湯匙可增強免疫系統，保護心血管與炎性疾病，甚至能降低某些類型的癌症風險。主要醫療效益如以下幾項：

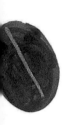

- ‧修復受損 DNA，如吸菸、飲酒或有毒環境所導致之傷害
- ‧富含 DHA、EPA，能活化嬰幼兒、年長者腦部功能
- ‧治牛皮癬、抗發炎
- ‧降低高血壓、壞膽固醇
- ‧改善風濕性關節痛，減輕病痛造成的浮腫
- ‧牛皮癬、水痘與神經性皮炎（可搭配椰子油 1:1 一同使用）

山羊爬大樹，皮毛閃亮亮

聽說過山羊會登山、攀岩，甚至可以在懸崖峭壁間來去自如找尋食物，但是，摩洛哥的羊卻會爬樹！在貧脊乾旱的沙漠，為了尋找食物，羊群不得不鋌而走險。雖然摩洛哥堅果樹有刺，而且多有節瘤，但剛好也可協助羊攀爬和平衡，再加上幾百年來，來自羊爹娘的經驗傳承，有樣學樣，很早就熟悉了爬樹這件事。每到摩洛哥堅果樹果實熟成的季節，總會吸引羊兒上樹大快朵頤，將口味近似橄欖的果子吃掉，形成當地十分獨特的景觀。

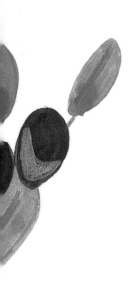

不管是堅果樹的分枝末端、還是再高的樹枝，當地山羊都沒在怕，毫無懼高症，一派輕鬆優雅。

全世界只有摩洛哥的羊會爬樹，而且因為吃多了富含油脂的果實，當地山羊毛皮也被滋養得特別柔順，據悉摩洛哥山羊是世界上毛皮最亮麗的羊。

摩洛哥堅果樹的樹根，是地面上樹身高度的 5 倍之長。其樹根

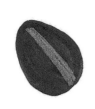
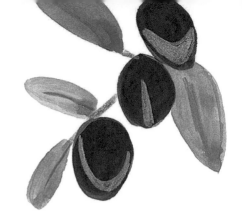

能深入地底深處吸收水分，讓露出地表的樹身在強熱、強風的
沙漠下仍能挺拔生長著。除了果實可以餵養羊群、果仁核可榨
油，摩洛哥堅果樹的樹幹堅硬，可製作天花板、橫梁，以及品
質非常好的木炭。

幫助女性脫離文盲的偉大油產

2006 年摩洛哥的文盲率為 38.4%，為了提升婦女的家庭與社
會地位，摩洛哥國王宣布：「摩洛哥堅果種植業僅限婦女就
業」，這項計畫幫助了超過兩萬名柏柏爾女性獲得經濟上的獨
立，進而學習讀書寫字。在購買摩洛哥堅果油的同時，我們也
參與這故事的一部份，對當地婦女經濟的獨立盡綿薄之力。

近幾年不少美容、醫學雜誌都曾大幅報導摩洛哥堅果油的珍
貴：如紐約時報專文報導摩洛哥堅果油，名人米蘭達可兒
Miranda Kerr、瑪莉詠柯蒂亞 Marion Cotillard、伊娃曼德斯
Eva Mendes 等，都是摩洛哥堅果油的超級信徒，使得原本產
量就很稀少的摩洛哥堅果油相關產品，更成為眾人心中的夢幻
逸品。

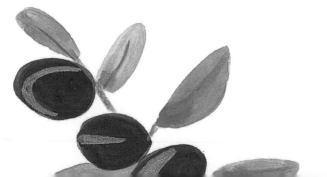

高溫油

夏威夷果油

Macadamia oil

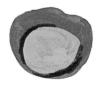

果實產期	3~9 月
口感氣味	奶油堅果味
保存方式	置於陰暗處
取油物理壓榨法	收集→去外殼→乾燥→去內殼→輕烘焙 →壓榨
出油率與油色	出油率 60~68%，油色淡黃偏棕色。

熱帶雨林堅果油之后

叢林土著的活力能量食物

聽到「火山豆」，自然會聯想到夏威夷的火山、熱情女郎、草裙舞、棕櫚海灘，但是，夏威夷果卻並非原產於夏威夷，它的誕生地，其實是隔著太平洋另一端的澳洲昆士蘭，正確來說應該稱為「澳洲堅果」或「昆士蘭果」，也稱為澳洲胡桃、馬卡達母堅果等。

千百多年前，澳洲土著一直將此堅果當作主要熱量來源，直到17世紀歐美人士為了尋找香料而陸續抵達澳洲，逐漸發現此堅果珍貴的營養價值，並於1881年引進夏威夷地區栽種和外銷發展，夏威夷堅果這個名稱的美麗誤會因此四處流通。

夏威夷果仁油脂含量高，當零嘴吃充滿奶脂香氣，大受歡迎；不可思議的是壓榨出來的油液不含膽固醇，而且油脂潤香味美，可說是心血管疾病患者的雙重福音！夏威夷果仁可運用在煎、炸、爆、酥等高溫烹調，也可低中溫料理，非常實用，也是我深愛的油款之一。

原生澳洲的糧食代用錢幣

約6萬年前，夏威夷豆果樹原生於澳洲的熱帶雨林中，也就是昆士蘭東南部以及新南威爾士州北部，早期一直是澳洲土著的重要能量與營養來源，並當錢幣做為商品交換使用。

一直到1881年引進夏威夷，堅果樹最初也只是被用來做為甘蔗的防風林，之後果實的美味被發覺，才大量運用於飲食和榨油。目前，產於美國的夏威夷豆幾乎供應全球約75%的產量。

夏威夷豆果樹適合生長在亞熱帶雨林，並且依賴饒富養分的

火山土壤，種植的環境溫度、氣候最好能維持在 20~25°C 的溫度，果樹最高可達 12~15 米，屬常綠喬木。果實外層非常堅硬，球殼內含 1~2 個種子，充滿香美的油脂，幸好有硬殼的保護，而不易被鳥類動物啃食。

自從歐美人移民進澳洲後，野生的夏威夷果樹消失了 8 成，目前多改為商業栽種。從成長到採收緩慢耗時，栽種到第一次結果需 10~15 年，一旦結果後，可以維持約 100~150 年的結果期，非常多產。

每年 7~11 月份，夏威夷果由花蕾逐漸長成果實，亮綠色的外殼在秋季的陽光下顯得格外耀眼，等待熟透時，圓潤的核果會自然掉落，如同一顆顆從天而降的綠珍珠。在豐收的喜悅中，堅果工廠和榨油工作也隨之展開，年復一年夏威夷豆逐漸成為美國重要的

夏威夷果油壓榨 7 道工序

1. 等待果實自然掉落
2. 收穫機採集
3. 脫綠色外果實（收集後需 24 小時內脫去外層殼，外殼可作有機肥料覆蓋物）
4. 乾燥（乾燥最長需要 3 星期，讓生果水分從 30% 下降到 15%，果仁核因脫水縮小，因此在擊碎外殼時，不會傷到果豆仁以保完整）
5. 裂化機（擊碎木質外殼與挑選、淘汰）
6. 輕烘焙（再次乾燥）
7. 壓榨油脂

夏威夷果厚實的栗色殼堅硬無比，需要借助專業機械工具才能將它敲開，一旦敲開後，將白色的果實榨成油液，古樸的奶香味瞬間爆出，一切辛苦都將化為美味的享受！

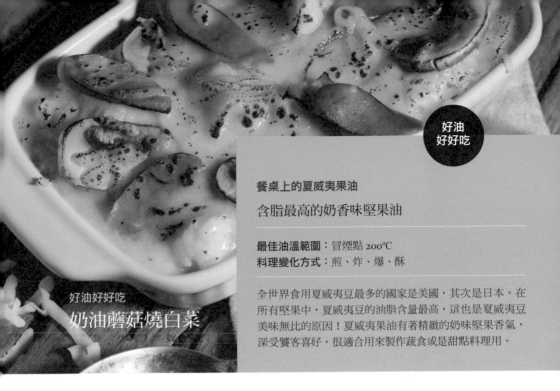

好油
好好吃

餐桌上的夏威夷果油

含脂最高的奶香味堅果油

最佳油溫範圍：冒煙點 200°C
料理變化方式：煎、炸、爆、酥

全世界食用夏威夷豆最多的國家是美國，其次是日本。在
所有堅果中，夏威夷豆的油脂含量最高，這也是夏威夷豆
美味無比的原因！夏威夷果油有著精緻的奶味堅果香氣，
深受饕客喜好，很適合用來製作蔬食或是甜點料理用。

好油好好吃
奶油蘑菇燒白菜

材料

大白菜（約 10 大葉，
　手斯大塊）
香腸 100g（切片）
蘑菇適量（切片）
烘焙起司絲適量。

貝夏梅白醬料

夏威夷堅果油 3T
奶油 1 小塊
麵粉 2T
牛奶 200ml
鮮奶油 1T

調味

蒜 2 瓣（切碎）
鹽
白胡椒粉
白酒
肉豆蔻粉皆適量

開始動手

1. 鍋中倒入夏威夷果油燒熱，爆香蒜、續放入培根煎
　香。

2. 加入大白菜、蘑菇炒軟，接著調味，過濾湯汁。

3. 製作貝夏梅白醬：鍋具加熱放入夏威夷堅果油，分
　次加入麵粉炒勻，續加入牛奶攪勻成為糊狀（牛奶
　不可加太快以免結塊），完成前加入鮮奶油與一小
　塊奶油。

4. 大白菜加入 3~5T 麵糊拌勻。

5. 把拌好的白菜放入烤盤中，最後表面再鋪上剩餘白
　醬、蘑菇、香腸與起司絲。

6. 移入預熱烤箱 200 度，烤約 20 分鐘至表面金黃，
　即可趁熱食用。

● 小技巧

奶油白菜的培根可換上蝦米，即成東方口味的焗烤開陽白菜。

生活中的夏威夷果油

高油酸煥膚新生，滋潤黏膜組織

夏威夷果油含大量油酸，會帶給皮膚全新的新生感受；另外，油脂中也含大量的「棕櫚油烯酸」，此成份通常只在動物性油脂中才會出現，與我們的皮脂層的脂肪酸相似度高，因此使用夏威夷果油護膚，柔嫩肌膚的效果非常明顯。夏威夷果油的主要美容保養運用如下：

· 富含 Omega 7 維持肌膚黏膜健康
· 消除自由基對皮膚細胞的損害
· 幫助增生骨膠原
· 滋潤嘴唇乾裂及皺紋
· 增加皮膚抗力，防曬係數 3~4

更年期、糖尿病患健康烹飪油

夏威夷果油富含 Omega 7，是不飽和脂肪酸的一種，也是一種天然存在於人體健康肌膚的物質，不只能幫助肌膚健康美麗，對身體其他器官和組織也有絕佳的療癒效果：

· 潤滑生殖、呼吸及消化道黏膜
· 舒緩更年期不適症狀
· 調節血脂
· 益智健腦
· 防治糖尿病
· 防治心臟病

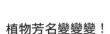

植物芳名變變變！

小小一顆夏威夷豆，外殼可是堅硬無比。1 顆 1 英吋寬的果子可承受 300PSI 的壓力（約 20 公斤），換言之，一般是無法利用手的力道將殼剝開的。若不信，可以挑戰看看。但別想用牙齒咬開！

夏威夷豆切碾後的顏色紋理與毒物「古柯鹼」極為相似，因此被當作警方辦案時的「古柯鹼偽裝品」。

夏威夷豆其實是澳洲堅果，最早在澳洲土著的部落裡有著各式各樣的稱呼：命名由酋長名、意象解釋、族群喜好、情人小名、歡呼語都有，如：Kindal Kindal,、Boombera、Jindilli、Gyndl、Bapal 等（土著有 250 種語言）。直到 1857 年，澳洲堅果才統一稱作「Macadamia」。

這個名稱，其實是 1857 年由一位醫生費迪南德 · 馮穆勒所命名，穆勒出生於 1825 年，他生平為澳洲成千上萬種的植物命名，其中澳洲堅果 Macadamia 命名源自他所景仰的一位同事─約翰 · 麥克亞當 John Macadam。麥克亞當身材高大、聲音洪量，是一位化學分析師，同時也擅長公共衛生與食品造假領域。澳洲堅果雖命名自他的名字，但據說此人生平從未看過澳洲堅果樹，也未嚐過其堅果。

毛小孩禁食以防中毒

狗誤食夏威夷豆，可能會引起腹痛、肌肉震顫、憂鬱、甚至癱瘓。若是有犬隻誤食，第一時間儘快送到獸醫院做治療。

夏威夷豆的毒性只在犬隻相關研究報告中出現，除了果仁本身，犬隻消化後的產物也有毒素反應。犬隻每公斤吃到 2.2 公克生的或烘培的豆量，就會有臨床症狀。在澳洲研究數據中舉出 0.7~4.9 克 / 犬隻體重每公斤（大約 20 公斤的狗吃到 5~40 顆）就會中毒的案例；最低的中毒劑量為體重每公斤吃到 1 顆就會中毒。

高溫油

油菜籽油

Rapeseed oil

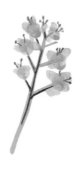

項目	屬性
品種	冬油菜、春油菜兩種
口感氣味	清甜蔬菜味
保存方式	置於陰涼處
取油物理壓榨法	脫粒去殼→清洗→炒籽→磨碾→蒸杯→包餅、上榨→壓榨
出油率與油色	出油率 40%，油色金黃偏棕黃色。

川徽煸炒，必傳提香點睛品

滿載蛋白質的素食天恩

油菜籽油在中國有千年的歷史，屬十字花科植物，也是有名的抗癌蔬菜家族成員。油菜的種籽也稱油麻菜籽、麻油菜籽、芥菜籽、油芥、香菜籽、蕓薹籽等。

清亮的陽光下，大片金黃的油菜田，讓人陶醉其中，百看不厭。油菜高度可生長至 100~200 公分，並擁有迷人的亮黃色花朵，在台灣鄉間常可見到這樣甜美開曠的景色。

油菜是世界上重要的油料作物，在 4 大油脂類中排列第 3，依序為棕櫚、大豆、油菜籽、葵花籽。當油菜花盛開，每年總會吸引不少蜜蜂前來採蜜授粉。由於油菜籽的蛋白質含量豐富，世界素食人口比例最高的印度，當地人就常將菜籽融入料理中，以植物性蛋白質補足沒有攝取肉類的營養缺口。

一種油千種味，地方風味菜總鋪師

油菜籽油黃澄澄、香味強，這風味征服了大江南北，使用廣度上貫長江流域和西南雲、貴、川等地區，給了漂泊在外的遊子一個思鄉、懷舊的記憶；也提供各菜系的廚師創造不同的技藝舞台。

中國八大菜系之一「徽菜料理　，用油就需使用油菜籽油，才能施展出獨特精髓；「川菜　中的靈魂—紅油的烹製，也必須使用菜油煸炒才道地，讓辣椒迅速脫水滲出香味，辣味素與紅色素完全析出，襲人的香氣與菜油的包容溫順，成就了一缸缸奔放精彩的紅油。油菜籽油在不同掌廚者的手裡，總能與食材

和調味料相襯相滲，賦予變化萬千的風味轉化。

油菜籽油是從古代傳統作物繁殖發展出來的油料，歷史相當悠久。不僅可以在冬季開花，對環境的適應性也是非常強，中國、印度、加拿大、南非、歐洲許多國家，都有大面積的栽種。

中國是栽種油菜最早的國家之一，目前，中國油菜的種植面積和產量超過全世界的 30％。油菜繁殖能力強，青海青、黃河黃可見其芳蹤，敕勒川、陰山下也有油菜，杏花春雨的江南也片片油菜田。從北到南、從西到東，不分地域、濕度和氣候，油菜都能生長，可見生命力之強韌。

每個油菜籽豆莢內含有約 20 粒的黑色或棕黃種籽，榨油後的油餅渣還含有豐富蛋白質，可做為動物的飼料，或是莊稼土地最好的肥料，可說是充滿價值的多用途植物，為人類農業和飲食帶來莫大的貢獻。

農改青氣味，油菜品種進化成功

油菜籽屬十字花科，同族包括包心菜、椰菜、甘藍菜、芥蘭、蘿蔔和製造芥末的山葵等。這些植物有一共同點，就是未經烹煮會有一種嗆鼻、辛辣味。這味道來自植物高含量的「硫配糖體」，經咀嚼、消化後，會釋放一種味道辛辣的物質「異硫氰酸鹽」，這也就是為什麼原始油菜籽油會有一股特殊的刺激味兒，民間叫「青氣味」，為高量芥子酸成分所致。

野生油菜的芥子酸含量高，其實不利健康。1973 年，加拿大科學家以雜交繁殖方式成功改良油菜品種，其硫配糖體與芥子酸含量大幅減少，由原來的 48% 降低至 0.5%。油菜成為更適合人類食用的蔬菜作物，萃取出的籽油也更加營養完美。

正宗川味油潑辣子

材料

大紅袍花椒粒 20 克
乾紅辣椒 100 克
菜籽油適量
老薑 25 克
大蔥 50 克
洋蔥 25 克
白芝麻粒 20 克

餐桌上的油菜籽油

溫潤芳香，通吃大江南北菜

最佳油溫範圍：油菜籽油冒煙點約 190°C
料理變化方式：煎、炸、爆、酥

油菜籽油顏色金黃，含獨特芳香、不搶食材味道，在烹調中適合多種手法，特別是炒、熘、炸。除了徽菜，同時也是製作四川紅油火鍋、辣椒油、花椒油和豆瓣油的主要原料。

菜籽油「烙餅」、菜油炸江浙滬名小吃「蘿蔔絲餅」、菜油「菜包子」、菜油「炒青菜」，這些也都是離不開菜籽油的小吃。另外，著名的「徽州臭豆腐」，也是要用菜籽油煎，才能產生「聞有微臭、入口異香」的獨特效果。

開始動手

1. 乾煸大紅袍花椒粒、乾紅辣椒以乾鍋、小火炒香至焦褐色且變脆。

2. 離鍋、攤平放涼之後，花椒和辣椒剁成碎末粗粉。（也可借助磨碎機打成碎狀，但避免過細。）

3. 起熱油，將油菜籽油燒約 180 度（筷子測試油溫，泡泡會冒很快），轉小火將薑、蔥、洋蔥油炸後撈除。

4. 將油沖入步驟 1. 的花椒、辣椒末，靜置 1 天後即可裝瓶。

5. 使用辣油時，可撒上白芝麻更添香氣。

● **小技巧**

川味油潑辣子料理運用→宮保雞丁、麻婆豆腐、口水雞、乾炒土豆絲、涼拌滷味、悶辣油筍、乾鍋排骨等。

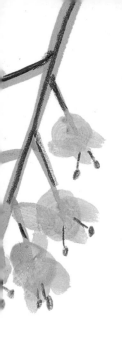

生活中的油菜籽油

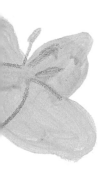

舒緩發炎，長效深層保濕

油菜籽油的脂肪結構為完美的按摩用油和皮膚保養油，能舒緩發炎和受刺激的肌膚。因為油中帶有「α 次亞麻油酸」和「亞麻油酸」，能強化免疫系統，以及深入皮膚角質層，維持長效滋潤與保濕度，不論是對嬰幼兒或是長者的脆弱肌膚都非常合適。相關美容保養作用如下：

・緩解皮膚發炎症狀
・強化肌膚免疫力
・改善膚質深層滋潤

保肝利膽，黃金比例亞麻油酸

油菜籽油消化利用率可達 99%，其脂肪結構獨特，含有極高比例的脂肪酸與油酸，再加上豐富的 α 次亞麻油酸和亞麻油酸的結合，這種脂肪酸三巨頭的組成，幾乎可說是專為「降低膽固醇」而設計出來的黃金比例！不管是體質弱，還是富貴病纏身的現代人，都很適合使用油菜籽油。相關優異的療癒功能如下：

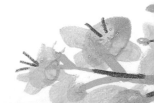

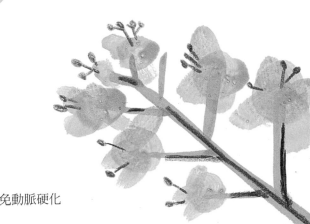

· 調節體內血脂值、避免動脈硬化
· 抵抗自由基傷害
· 防治脂肪肝、肝炎
· 預防膽結石、膽囊炎
· 瘦身減重更順利

1 茶匙菜油的三成威力

一小茶匙菜油即能獲取成人每日維生素 E 攝取量的 30%。維
生素 E 可抗衰老、改善生育能力，人工合成的維生素 E 沒有
天然的好，與其吃維生素 E 膠囊，不如每天飲油 1 茶匙，或時
常用油菜籽油烹調！

打造聰明寶寶的 ω-3 脂肪酸

世界上諾貝爾獎得主最多的國家是德國，油菜籽油正是當地常
用油之一，父母在寶寶的副食品裡也常添加油菜籽油！德國兒
童營養研究所（FKE）特別針對此油做了研究，並正面肯定優
質油脂對於嬰幼兒具有極佳助益。

油菜籽油具有比其他油脂高出 10 倍以上的 ω-3 脂肪酸，加上
α 亞麻酸含量以及優越的脂肪酸組合物，都是大腦和神經細

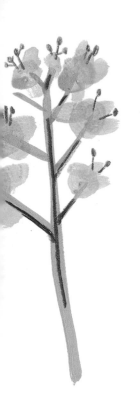

胞發展最需要的元素。在寶寶 0~2 歲的頭兩年,可當作副食品添味油,兩歲後的學童亦可持續以菜油烹調其餐食。菜籽油還可以當寶寶的按摩、保養油來使用。

食用方法　製作寶寶輔食時,添加1~2 茶勺油菜籽油(1 茶勺等於 3.5ml)

材料　以寶寶每餐 200g 為例
・純穀物、水果穀物混合類＋每次 1 茶勺
・純蔬菜、蔬菜肉混合類＋每次 1~2 茶勺

開始動手　1. 先為寶寶做完泥糊輔食或是青菜、麵條。
2. 在副食品上直接淋上油菜籽冷油,攪拌均勻即可。

豬吃地瓜葉,人食油菜籽

油菜富含維生素 C、纖維,其油脂易吸收不會囤積體內,要瘦身的人可以多加運用在烹調上。然而,有些情況剛好相反,在農業社會年代裡,養豬是許多人的童年記憶,要去田裡撿拾剩餘的菜葉,或是已採收的地瓜田割地瓜葉給豬吃,但居住在油菜田遍佈、隨手可得的農村,父母會告誡小孩,可別餵食豬吃油菜。若是偷懶沒有準備豬食,圖方便偷剝一些油菜充數,被發現往往會討來一頓打罵,因為油菜(籽)是刮油的,豬吃了會變瘦。

早期,閩南人用「油麻菜籽」比喻男權社會中的男尊女卑,傳統女性無法自主的宿命與堅強,說她們像油麻菜籽一樣隨風飄

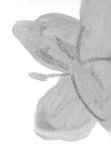

散，落到哪裡就長到哪裡。台灣作家廖輝英曾以此為題材，撰寫小說《油麻菜籽》，之後被改編為電影作品與歌曲。

現代人重視健康，越來越喜歡回歸自然，崇尚天然的植物油，中國湖北省各地鄉村如雨後春筍般冒出許多壓榨油坊，在這裡，農民可以用自家種的油菜籽換菜籽油，油坊就像是油與菜籽的銀行。根據平均出油率，農民存入 100 公斤菜籽，可以換取約 35 公斤菜籽油，而且菜油不用一次提完，可以隨時提取，沒有期限。

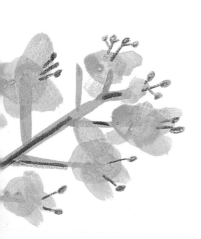

高溫油

奶乳酥油

Ghee

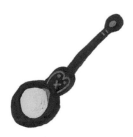

項目	屬性
來源	牛、羊、氂等分泌的乳汁提攪
原產地	印度、西藏
製程工序	・傳統方式：收集乳汁→輕度發酵→提攪出固態奶油→加熱除去水分與焦化的蛋白質→過濾 ・簡易方式：購買市售奶油加熱→過濾焦化蛋白質（剩下的奶渣可用來製作糖果等其他食品）
出油率與油色	出油率 5～7 ％，油色淡鵝黃色、半固體脂狀。

元氣乳源，來自藍天綠地的能量補給

野放大地，游牧民族的食療堂奧

在印度、西藏、尼泊爾和非洲部落等國家，一般家庭會將自家飼養的牛、羊、犛等分泌的乳汁提攪出奶油後，再將水和焦化蛋白質移除，分離出　乳奶酥油（Ghee），用於三餐的烹調與日常生活中。

印度是吃素人口比例最高的國家，非洲、西藏、尼泊爾等高原部落地區的飲食缺少蔬菜、水果，當地人每日依靠酥油獲得主要的營養來源，甚至成為治病良方，酥油因此被譽為是「黃金萬靈藥」。無論是北疆遼闊的平原、還是南疆的綠洲，酥油都是當地居民每日不可或缺的重要食材。

奶乳酥油的化學結構，在加熱時比其他油類穩定、耐高溫。也因為在提取加熱過程中，降低了其乳糖與膽固醇含量，因此比奶油或是其他植物油更容易消化，不會囤積人體。

乳汁裡的青菜，維生素大寶庫

奶乳酥油也稱為澄清奶油、無水奶油、酥油。最初製造之源起，係從牛、羊之乳汁中提攪出乳脂肪。但最早只限於點燈照明，以及神殿之灌頂油儀式中使用，這種習俗迄今仍流行於印

度、不丹、西藏等喇嘛寺院、廟宇中。

乳脂開始做為食品料理之用，是在西元前 1500 年，印度史料中記載：「以乳脂肪製成的 ghee 與米粉及大麥粉混合，做成糕餅供作食用」；古老的印度《阿育吠陀療法》文獻也記載：「奶乳酥油是能夠抵抗炎症的最佳食物。 酥油之於中國的草原游牧民族是永遠的主角，無法靠蔬菜和水果補足的維生素和礦物質，都可以從這取得。

在中國唐朝，牛乳酒、奶油和奶乳酥油，都是來自於牛奶，並代表三個不同過程的轉化。在佛教的思想裡，每一個階段象徵著靈魂的再一次昇華，因而奶乳酥油也被用來象徵佛教精神的最終理念。

奶乳營養成分　**營養精華**：蛋白質、脂質、糖值、礦物質、維生素、微量酵素等。

營養元素	所佔比例
礦物質	1%
蛋白質	3%
脂肪	4%
乳糖	5%
水分	87%

奶乳酥油營養成分　**營養精華**：維生素 A、E、K、鈣、磷、鉀、鈉、鎂、鐵、鋅、硒、蛋白質、中鏈飽和脂肪酸等。

營養元素	所佔比例
亞麻油酸（多元 Ω6）	5%
油酸（單元 Ω9）	30%
飽和脂肪酸	65%

好油好好吃

酥油芭蕉煎

材料 開始動手

成熟芭蕉兩條
黃砂糖少許
肉桂粉少許
奶乳酥油適量

1. 將芭蕉縱切成長片狀、兩面撒上黃砂糖。

2. 平底鍋倒入適量酥油，將芭蕉兩面煎成焦黃色即可。

3. 食用時撒上少許肉桂粉。

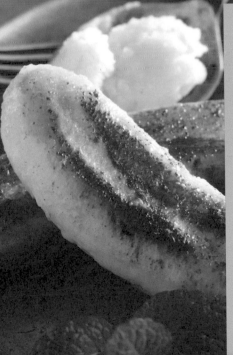

好油
好好吃

餐桌上的奶乳酥油

奶油的孿生烹調油

最佳油溫範圍：冒煙點 250℃
料理變化方式：煎、炸、爆、酥、點心或飲品調製

在食材結構較簡單的地區，酥油是飲食之精華，可補充人體多方面之需要，滋潤腸胃，和脾溫中，含多種維生素，營養價值頗高。如同其他食材一樣，乳汁也講究品種和功效！

印度南部自製奶乳酥油時，會加入辣木草、咖哩葉或丁香等香料，能增加風味，同時延長保存時間。溫和宜人的奶香味適合多種料理，尤其是香濃的奶油白菜、玉米濃湯、菇類、糕點、牛排等特別襯味。藏族人還會用酥油來煎松茸片，以新鮮的食材搭配天然的油脂烹調，不用過多的調味料，即可顯現料理的鮮美味道！

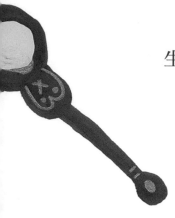

生活中的奶乳酥油

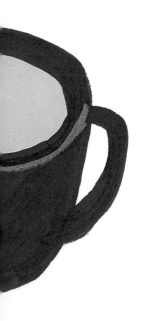

特殊脂肪酸結構，深層活化肌膚

酥油特殊的脂肪酸結構，對皮膚保養有極佳的功效，且能夠進入肌膚深層活化細胞、不泛油光。由於充滿乳香味，使用起來令人放鬆、愉悅，舒壓療癒效果極佳。美容保養相關作用如下：

・中乾性肌膚滋潤保養
・舒壓按摩油養
・減少細紋
・淡化斑點

強化結締組織，裨益氣血

在印度阿育吠陀的典籍中，酥油被尊稱為 rasayana，為用來治療各種病症的金色萬靈藥，能幫助消化、潤滑結締組織、增加關節靈活性、平衡荷爾蒙、延年益壽、調理全身機能。但已患有冠心病、高血壓、糖尿病、動脈硬化患者，仍需適量攝取。相關療癒作用如下：

・活血補養五臟
・補充維生素 A

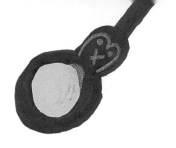
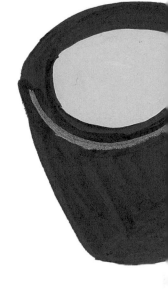

· 幫助消化平衡胃酸
· 鎮定輕微灼傷，預防水泡及疤痕產生
· 提升心智和記憶力

天然油漬防腐百年不壞

· 印度黃牛乳，西藏犛牛油

在印度，人們相信黃牛乳汁（奶汁清亮）的營養價值高過水牛
（乳汁濃稠），一般會收集黃牛乳汁讓家裡成長發育的孩童食
用；而水牛的乳汁則做加工使用。

藏區人民最喜歡食用犛牛產的酥油，產於夏、秋兩季的犛牛酥
油，色澤鮮黃、味道香甜、口感佳；冬季的則呈淡黃色。

各種乳源製成的酥油還包括羊酥油，顏色較白，口感、光澤、
營養價值均不及牛酥油；黃牛或山羊酥油，在食療中具有疏散
風熱的作用；綿羊酥油性熱，可用作袪風寒。

酥油茶是藏族、蒙古族、維吾爾等民族的生活必需品，俗有
寧可三日無糧，不可一日無茶的說法。西藏地區會將做好的奶
乳酥油裝在浸泡軟的小牛皮或是牛、羊肚兒中縫好，以便於長
期保存和運輸，遠看似一塊塊蓋房子的磚，剖開卻是香味撲鼻
的濃郁酥油。

保存良好的奶酥油跟陳年醋一樣，甚至可放置 100 年不腐壞！
也可以運用來防腐保鮮。早期在沒有冰箱或冰櫃的條件下，常
常會將香料、草藥浸泡在酥油裡面，可以延長草藥和食物的新
鮮度。

高溫油

牛油

Tallow

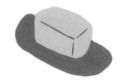

口感氣味	厚重香濃
保存方式	放置陰涼處
取油物理壓榨法	・乾式一入油鍋直接加熱 ・濕式一水煮加熱
出油率與油色	出油率約 95%。液態為透明；24℃ 以下呈白色固態。（牛脂顏色取決於品種或飼料，飼料中胡蘿蔔素較高則油脂偏淺黃色。）

味香脂豐，辛香料絕妙好搭檔

華麗口感的魔法師

近年提倡自然飲食，拒絕「精煉油、反式脂肪」的風氣漸盛，動物油脂產品悄悄返回市場，尤其以來自 100% 放牧的草飼牛、低溫水煮提取、耐高溫烹調等天然條件為訴求的牛油產品最受矚目。

牛脂的厚重與香濃，是創造菜餚和湯頭華麗口感的魔法師，尤其與各種辛香料巧妙融合，更能製造令味蕾驚嘆、振奮的火花。牛油之所以美味，其中特質在於能有效吸收辣椒、花椒或蔥薑等辛香的味道，將麻辣鮮香的滋味完整提煉出來，是火鍋、麻辣湯、牛肉湯底不可或缺的基底烹調油。

將牛油燒熱後，下料大蒜、辣椒或豆瓣讓湯汁濃稠，混合著薑末的辛香，更能使香辣味的層次更加多元。尤其是大紅袍麻辣濃烈、蔥薑香氣外放，藉由牛油與鍋鏟的拌炒，辛香味物質滲入油中，經過烹煮，芳香素會再進一步釋放。辣椒與辛香料在牛油高溫的潤澤下，特有的香味立刻撲鼻而來。

牛油與辛香料的香豔知遇，造就了百吃不厭的牛肉麵、牛雜湯、大排長龍的麻辣鍋，不僅征服了所有饕家的口味，牛肉和牛脂裡豐富的蛋白質、維生素，也是補充體力、促進孩子成長發育的極佳來源。

不食牛肉的產牛大國——印度

人類從史前就開始吃牛肉、使用牛脂，史前的岩畫記錄了人類捕捉原牛的場景；公元前 8000 年人類馴化了牛，獲得了穩定的牛肉、牛奶、牛脂和牛皮等來源。

在歐亞大陸，人們用牛來耕地、擠奶、屠宰。後來又培育馴化了肉牛，專用於屠宰，牛肉開始成為人們主要的肉食來源之一，由於營養豐富且肉味香濃，因此廣受大眾喜愛。

由於牛在人類農耕發展的時代，曾擔任耕田的主要獸力，為人類生存的重要夥伴，因此以農立國的許多國家對牛極為感恩和禮遇，像是台灣農家常告誡子孫不吃牛肉；中國唐、宋、明、清等朝代，也都曾下令禁止隨意宰殺耕牛；牛在印度也是聖獸，印度人亦不吃牛肉。

然而，歐美等廣大人口鍾愛牛肉，如牛排、燒烤、肉丸等製品很多，使得牛肉仍位居世界第三消耗肉品，約占肉製品市場的 25%，僅次豬肉 38% 與家禽 30%。

牛脂營養成分　**營養精華**：維生素 A、B6、B12、C、D、鎂、飽和脂肪酸等。

營養元素	所佔比例
亞麻油酸（多元 Ω 6）	5%
油酸（單元 Ω 9）	43%
飽和脂肪酸	52%
膽固醇	110mg（每 100g 含量）

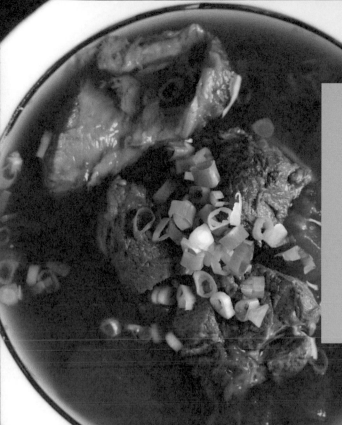

餐桌上的牛油

厚重香濃，盛宴的秘密武器

最佳油溫範圍：牛油冒煙點約 200℃
料理變化方式：煎、炸、爆、酥

牛脂是火鍋中或燒烤時最常用到的油脂，它溫潤的香氣也常供製糕餅、麵包抹醬或烹飪酥化時之用。然而要注意，飲食中如果肉類或動物內臟攝取過多時，需同步減少動物油用量。

好油好好吃
番茄牛肉湯

開始動手

1. 牛腩切大塊、洋蔥切碎、牛蕃茄切小丁、薑與紅蔥去皮後切末備用。

材料

牛腩 300 公克
牛番茄 500 公克
洋蔥 1/2 個

牛脂
50 公克
薑 50 公克
紅蔥 30 公克
牛骨高湯 3000 cc

調味料

鹽適量
糖適量
番茄醬 2T
豆瓣醬
1T

2. 牛腩汆燙去髒，撈出後瀝乾，切小塊備用。

3. 牛腩入鍋翻炒至出油、外表略焦黃，即可放入洋蔥、蔥、紅蔥與牛番茄炒香，再放豆瓣醬、番茄醬略炒。

4. 將牛骨高湯倒入步驟 3 的鍋內，小火煮約 1 小時後等牛腩軟嫩，以鹽、糖調味即成。

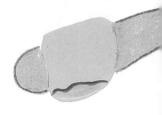

生活中的牛油

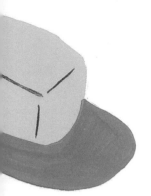

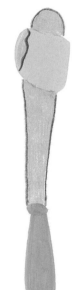

親膚保濕‧與人體脂質相近

西方用牛脂製皂歷史悠久,牛脂具有良好的潤膚作用,也易起泡。常有肥皂工廠會向牧場、肉販收購牛脂來製造肥皂和保養品。

牛脂含有三種脂肪酸,其脂質與人體皮膚中的脂質相近,和曾經流行的「馬油」保養品有異曲同工之效,具極佳的保濕力。另外,牛脂也會被拿來作肥皂、蠟燭或是藥膏的基底油。最常運用於美妝保養的做法如下:

‧乾性肌膚保濕除細紋
‧手部潤膚滋養油
‧沐浴皂及保養製品

共軛亞油酸,成功降體脂

牛脂含有多種飽和脂肪酸,如共軛亞油酸 CLA 能幫助減少脂肪、調節免疫系統、促心臟健康;維生素 K2 有助於促骨健康、腦功能;ω-3 對認知功能、關節功能有所助益,一般人都可食用。但因牛油屬於飽和脂肪,含膽固醇、花生四烯酸,若是長期大量食用過多,容易導致身體發炎反應,勿過度攝食。

在食療方面，牛油可用來滋補養身的功效如下：

· 改善體力衰弱和貧血
· 促進血循增加活力
· 強健骨骼發育
· 治療瘡疥癬等所導致的白斑禿病

牛油真面目與變色配方

在全球開設多家分店的速食龍頭業者，由於餐飲攸關眾人健
康，使用之食材總是備受關注。早期，麥當勞一直使用牛油來
炸薯條；在 1990 年之後才改用棕櫚油，素食者亦可食用。然
而在歐洲，傳統的薯條還是用牛油來油炸，包括英國的代表美
食「炸魚薯條」和「約克夏布」，也是含牛油的製品。

牛脂豐盈的美味口感，常被利用在食品加工中，例如市售的咖
哩塊、白醬奶油塊等調味品。通常牛脂在榨油後，液態時是透
明無色；24℃ 以下凝固狀態會變成白色或是偏黃色。

若看到的牛油是亮金黃色，是因為加了薑、辣椒去油炸過；或
是從紅燒牛肉、麻辣火鍋湯頭的浮油刮取出來。我們吃的紅燒
牛肉泡麵所附的那一包「牛油包」，其顏色也是因為調味過，
所以呈現偏橘的金黃色。

部分牛肉加工業者為了追求牛肉的口感更嫩、味道更鮮甜，但
卻又不願提高成本，他們會在廉價牛肉中注射牛脂，讓牛肉
吃起來更嫩甜，製作出「人工霜降牛肉」或是「人工雪花牛
肉」。

一個油項・高溫油

豬油

Lard

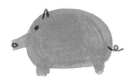

項目	屬性
口感氣味	香味濃郁
保存方式	置放陰涼處
取油物理壓榨法	・乾式：入油鍋直接加熱，冒煙點高、味淡色白。 ・濕式：水煮加熱，冒煙點較低、味濃郁色黃。
出油率與油色	出油率 95%。油色液態為透明；24℃ 以下呈白色固態。

故鄉的呼喚，阿嬤手路菜萬用油

鄉村豬油香，幸福賽三珍

豬油也叫豬脂、大油、葷油，具有一種難以言喻的香氣，吃過豬油拌飯、油渣麵（香港必吃的特色小吃）、豬油抹醬三明治（德國、法國鄉村小吃）的老饕，應該都會滿意的點點頭。

早期農業社會物質不豐富，人民生活簡約，豬、雞都是鄉下人工飼養，只有逢年過節才有機會享受大魚大肉。因此，趁著年節把豬肉切卜的肥油榨成豬油貯存，往後的日子就能燒菜、拌飯，煉油剩下的油渣還可用來炒一盤美饌、下酒菜。

豬油除了給人開胃肥美的感覺，它的維生素 D 其實僅次於魚肝油喔！在早期肉食匱乏的年代，不失為重要的營養來源。讓我們走進時光的隧道，重拾一下老祖母留下的智慧與回憶吧。

馴養家豬第一產地在中國

從原始人類茹毛飲血的時代開始，豬肉就是獵食充飢的重要食物，逐漸地有人開始畜養家豬，豬的名聲直到 16 世紀才廣為世界所知。中國養豬史，據歷史記載最早可追溯到新石器時代，距今約 6000~7000 年，中國飼養的豬，也是全球人類最早馴養豬的直系後代。

20 世紀後期，家豬飼養業之發展達到成熟階段，根據世界糧食組織的統計：在 2010 年底，中國境內畜養的家豬為全世界第一，其次為美國。世界不同的飲食文化中，只要有食用豬肉的地方，也幾乎都會用到豬油來烹調料理。

好油好好吃
煉豬油

材料　　　　　　設備
豬板油 1 斤　　**燉鍋**
（最好是牧養、無施
打抗生素的豬）

開始動手

1. 豬板油切小條（或請豬肉攤販代為攪細）。

2. 將豬板油放入乾鍋內小火燒熱，直到脂肪完全融化。

3. 待豬油條塊變得乾扁、黃褐色，即可將豬油瀝出。

4. 若喜愛油蔥酥香味，可以利用豬油煸炒紅蔥頭至黃褐色，加入豬油罐裡拌勻即可存放。

● 小技巧

豬油裝瓶可保存約半年。自炸豬油簡易不麻煩，剩餘的豬油渣還可做料理、下酒菜。豬油粕渣，炸到金黃色，有香氣就好！若顏色太深，會產生有害的 PAHs 多環芳香族碳氫化合物。

用電鍋也可以煉豬油，將切細的豬油塊放入內鍋，加 2 杯水；外鍋也加 2 杯水，按下開關交給電鍋煉油即可。電鍋煉出的豬油顏色會比鍋熬法清澈，冷卻後也較白。差異主要是因為鍋熬法多了煎香的效果，煉出來的豬油顏色偏灰黃，香味也有差別。

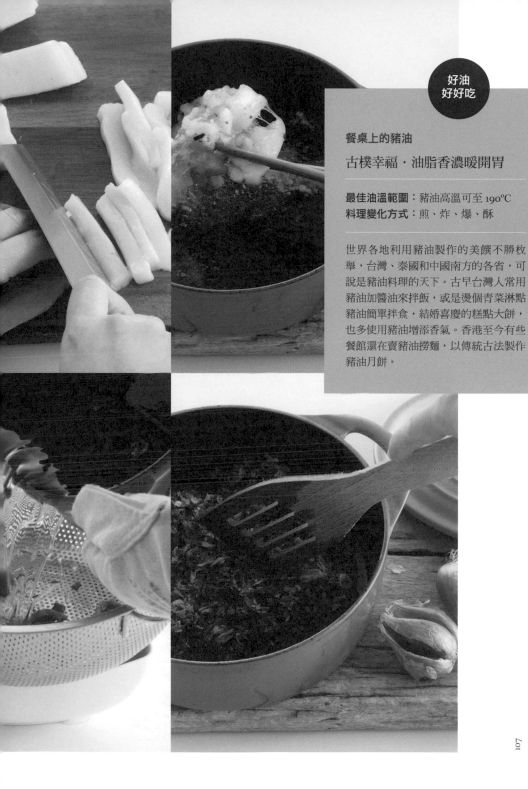

餐桌上的豬油

古樸幸福・油脂香濃暖開胃

最佳油溫範圍：豬油高溫可至 190°C
料理變化方式：煎、炸、爆、酥

世界各地利用豬油製作的美饌不勝枚舉，台灣、泰國和中國南方的各省，可說是豬油料理的天下。古早台灣人常用豬油加醬油來拌飯，或是燙個青菜淋點豬油簡單拌食，結婚喜慶的糕點大餅，也多使用豬油增添香氣。香港至今有些餐館還在賣豬油撈麵，以傳統古法製作豬油月餅。

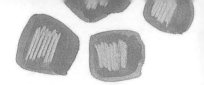

生活中的豬油

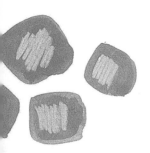

高度滋潤油養，預防凍傷裂膚

早期台灣山豬甚多，康熙末年，平埔族婦女炙取山豬油脂來潤髮，當時的婦女也會使用天然動物油脂來滋潤肌膚、預防凍傷。適用保養用途如下：

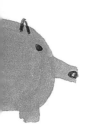

・手足粗硬肌膚軟化
・寒凍裂傷修復油
・撫平乾燥細紋、老化皺紋

返齡豬油霜 DIY

豬油霜配方不遜於高價貂油、馬油，適用於臉部、身體、手足護理。在文獻中1875年傑士醫師就曾為病人開過治療凍瘡、瘃的「動物油膏」處方籤，可見動物油脂的滋潤吸收效果極好。

豬油維生素 D 僅次魚肝油

豬油也有幸福的維生素喔！食物界中維生素 D 含量最高的是

材料	1/2 杯豬油（液體測量杯）
	1 杯甜杏仁油（液體測量杯）
	1/2 杯蜂蠟錠片（100% 蜂蠟片，使用乾劑測量杯）
	1T 小麥胚芽油或酪梨油
	2 杯溫薰衣草茶或蒸餾水

開始動手

1. 在鍋中隔水加熱甜杏仁油、豬油、蜂蠟錠劑片，並攪拌直到蜂蠟充分溶解。
2. 移開鍋爐並緩緩注入薰衣草茶、1T 小麥胚芽油，再次充分攪拌（可藉助高速電動攪拌器），攪拌後會看到乳霜成液態，但過 10 分鐘後會慢慢成乳霜狀。
3. 於最後可加上喜愛的精油（薰衣草、玫瑰、茉莉等），再充分攪打 2 分鐘。
4. 等冷卻後即可裝瓶。

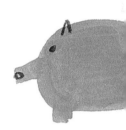

魚肝油，豬油排名第二。放牧、無施打抗生素的豬油，1 湯匙就含有 1,100 IU 的維生素 D。

但豬油含膽固醇、花生四烯酸 AA，過量食用可能會造成身體出現發炎反應，容易水腫、過敏，所以糖尿病患、肥胖、腦血管病患者不宜多食豬油。另一研究也指出攝取動物性脂肪量過多的人，得到阿茲海默症的發病風險高 2.2 倍！這些都是「食用過多　才會造成的問題，不用太過擔憂。

豬油除了維生素 D 含量高，其膽固醇只有奶油的一半，用豬油取代部分奶油，並混合適量豬油渣塗抹麵包，是許多歐美鄉村的特色吃法。豬油相關的療癒功能如下：

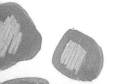

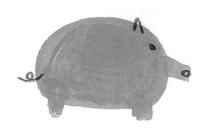

・補充體力改善氣虛
・滋潤臟腑避免枯澀
・幫助排便、利尿
・解肝毒、黃疸、酒疸
・預防流感增強抵抗力

豬不兩立！中國、猶太文化大不同

・ 豬是人類最初的寵物

豬是溫順、繁殖力旺盛的動物，對古人來說，圈養豬隻能提供食物上的實用性和安全感，因此養豬便成了定居生活的標誌。直到現在，還有少數保留古風的客家人，會在居所 圈養豬隻。

在中國古代，無豬是不成家的，豬在中國家庭有著很重要的地位，沿用到商業上，豬也是財富的象徵。商代的豬被人認為是貴重、吉祥的禮物，即使現在，豬亦有招財進寶的意思，藝術雕塑品常在餐廳擺設或結帳台可看見。

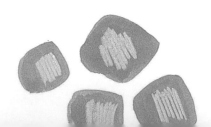

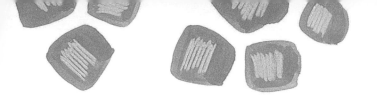

猶太教和伊斯蘭教的教義中，認為豬是不淨動物，因此禁止信徒食用任何的豬肉及其加工製品。而東亞地區的郵局，在豬年時也會提醒民眾不可以郵寄貼有豬圖案的郵票或信件、賀卡到伊斯蘭教為主的國家，以免觸犯其忌諱。豬在日常生活中，也經常被用來當作取笑別人的代詞。相對於以豬立家、視豬為財富的兩極看法，豬可被歸為世界上最受爭議的動物。

燒乳豬在廣東已有超過 2000 年的歷史。在廣東傳統習俗中，燒豬或燒乳豬是各個隆重場合必備的要角，無論是新店開張、新劇開拍或是清明祭祖，都常見抬出整隻燒豬或燒乳豬作為祭祀用品。

令人微笑的豬奶乳酪

人類曾以豬奶作為食物，這件事應該會讓很多人想發笑吧！但是因為豬奶實在取得不易，因此沒有朝向商業化生產。義大利托斯卡尼的 Porcorino 乳酪是世間少有的稀奇食物之一，這乳酪正是用豬奶製做出來的。

3

中溫油

炒、煸、熘、燴、燒
熱鍋快炒・鮮嫩搶味

油品名稱	冒煙點 °C（攝氏）	炒菜專家馭油經
橄欖油 Olive oil	180°C	中溫油除了不適合油炸，炒、煸、
椰子油 Coconut oil	177°C	熘、燴、燒樣樣都能用，在料理油中
芝麻油 Sesame oil	177°C	仍屬穩定度高、飽和度高的油脂，冒
開心果油 Pistachio oil	177°C	煙點至少在 160°C 以上。
核桃油 Walnut oil	165°C	
花生油 Peanut oil	160°C	
大豆油 Soybean oil	160°C	
葵花子油 Sunflower oil	160°C	

中華鐵鍋裡的美味大翻炒

一道炒菜，在灶上熊熊燃燒的烈火中，以鍋
中的油溫為載體急速顛翻，經過短時間煎
熬、彙整後達到鮮嫩汁薄，這就是炒菜的絕
妙之處。「炒菜」的烹飪手法，源自中國特
有的鑄鐵發明，在戰國時代普及製成農具，
而後逐漸向炊具擴展，炒菜鍋遂成為中國料
理區別於其它菜系的獨特標誌。

「炒」盛行於大中華地區以及東南亞，菜餚
經初步爆炒後，還可以延伸成另外的烹調效
果，如炒後勾芡的溜；炒後臥汁的燴、燒；
炒後入高湯的嗆鍋、大魯等。

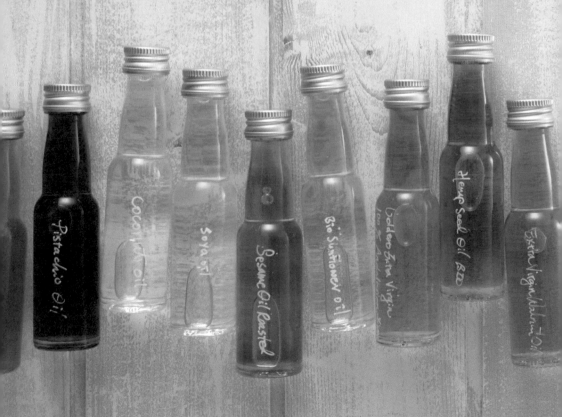

中溫油

橄欖油
Olive oil

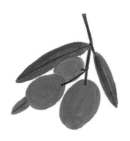

項目	屬性
品種	油橄欖樹有 6 種，混種繁殖橄欖品種近 2000 種
口感氣味	依品種有甘甜、辛辣、果香或醇和等不同風味
保存方式	放置於陰涼處
取油物理壓榨法	採摘→果肉攪泥→壓榨→分離油、水
出油率與油色	出油率 10~22%，油色金黃偏綠色。

天堂的饋禮，地中海飲食長壽秘方

老樹生珠，3000 歲祖奶奶之永春靈樹

對很多人來說，橄欖油的風味代表著南歐風俗民情的縮影，油液中帶有一股質樸的草原清香，洋溢著陽光普照的愉悅氛圍。

在地中海地區，橄欖油普遍運用在每個人的日常生活中，可說是很平常的家用油。隨著生長地域的不同，橄欖的風味也不同：陰鬱的冬季，在料理中加入橄欖油，似乎也同時注入了地中海的燦爛陽光；夏季酷熱時分，蔬果沙拉中的橄欖油，有如山丘上漾溢著的卓原微風。橄欖油能容納萬千滋味，讓料理各顯神通。

我們對橄欖都不陌生，但您知道橄欖是一種水果，而不是蔬菜嗎？從技術層面上來說，壓榨出來的橄欖油其實就是「水果汁」，像柳橙、檸檬、蘋果等水果壓成果汁的道理是一樣的。為什麼這神奇的「果汁」可以成為「油液」，並且讓地中海飲食風吹向世界每一個角落？讓我們來一窺其中的奧秘吧。

果汁轉為油液的神奇脂化

橄欖也稱為洋橄欖、齊墩果、青果。果實剛在樹上成形時是不含油脂的，它們只是有機酸和糖分的混合物質，藉著大自然的

神奇力量，在熟化的過程中逐漸轉變。入秋時節，橄欖果實從淺綠色轉為玫瑰色，再變成紫、黑色，脂肪生成的化學作用會慢慢將酸和糖轉化為油。

其實，在熟成過程中的任何階段，都可以採摘橄欖果，採摘時的熟成度影響色澤，並決定橄欖的風味。橄欖綠色時尚未成熟，幾乎不含油脂、果肉緊實且味道強烈；深褐紫色時為完熟，充滿油脂，果肉柔軟且味道圓潤甜美。

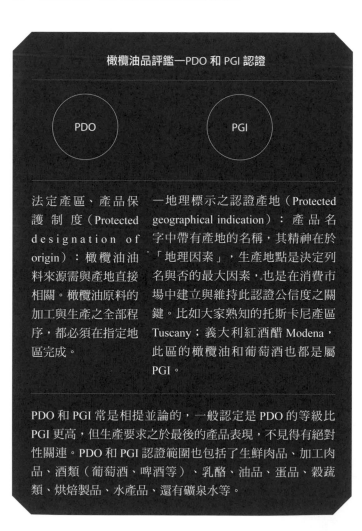

橄欖油品評鑑—PDO 和 PGI 認證

PDO

PGI

法定產區、產品保護制度（Protected designation of origin）：橄欖油油料來源需與產地直接相關。橄欖油原料的加工與生產之全部程序，都必須在指定地區完成。

一地理標示之認證產地（Protected geographical indication）：產品名字中帶有產地的名稱，其精神在於「地理因素」，生產地點是決定列名與否的最大因素，也是在消費市場中建立與維持此認證公信度之關鍵。比如大家熟知的托斯卡尼產區 Tuscany；義大利紅酒醋 Modena，此區的橄欖油和葡萄酒也都是屬 PGI。

PDO 和 PGI 常是相提並論的，一般認定是 PDO 的等級比 PGI 更高，但生產要求之於最後的產品表現，不見得有絕對性關連。PDO 和 PGI 認證範圍也包括了生鮮肉品、加工肉品、酒類（葡萄酒、啤酒等）、乳酪、油品、蛋品、穀蔬類、烘焙製品、水產品、還有礦泉水等。

從地中海展開的繁衍之旅

橄欖傳播全球各地的過程與世界歷史息息相關、密不可分，中間交織著聖經、財富、黑手黨染指、走私、老祖母的智慧、造假醜聞以及農人辛酸史等，過程有如阿里巴巴與四十大盜般的高潮迭起。

隨著地中海的文明孕育與拓展，俗稱「黃金之樹」的橄欖，也對整個西方世界留下深遠的影響，繼而在地中海以外的地區延伸上演著一齣齣的精彩劇本。今日，我們經由這些神話、傳說與故事，也來一趟讓呼吸急促、額頭冒汗的橄欖之旅吧。

橄欖有著非常古老的文化根源。最早發現橄欖葉化石，可追溯到 2000 萬年以前，地點在義大利的利沃諾附近。橄欖首次種植地在地中海東部，該地區被稱為「肥沃新月」，往後幾千年間，逐漸向西繁衍擴展。

於公元前 5000 年到公元前 1400 年，橄欖從希臘的克里特島逐漸流浪到敘利亞、巴勒斯坦和以色列這一代。後來隨著商業貿易和橄欖知識的普及，橄欖被帶到土耳其南方、塞浦路斯和埃及。

捲入征服計畫的和平武器

據文獻所示，將橄欖壓製成橄欖油，約在西元前 3000 年開始，用於宗教點燈儀式、藥品、擦身體及烹食。基督教受洗的聖油即是橄欖油，穆罕默德及其信眾也使用橄欖油，自底層到貴族、從平凡自神聖，橄欖油在各個階層廣為普及。

到公元前 1500 年，希臘是地中海地區最大的栽種地。接著在公元前八世紀，跟隨希臘殖民地的擴張腳步，橄欖文化到了義大利南部和北非，然後蔓延到北方的法國南部。

在羅馬帝國統治整個地中海盆地時，持續強力的推廣種植橄欖樹，並將橄欖樹作為一種和平的武器，來降伏他們所征服的人民。

隨著 1492 年發現了美洲，橄欖樹的耕種隨之往前更進一步散播，突破了地中海的侷限範圍，第一批 5 株橄欖樹從西班牙賽維亞帶到西印度群島，隨後又被帶到美洲大陸。1560 年，在墨西哥耕種了橄欖果園，接下來也飄落生根於秘魯、加州、智利和阿根廷。百年古橄欖樹，經過西班牙對美洲的征服攻略，就這樣一路被帶到阿根廷。

步上亞洲絲綢之路

唐代往返於絲綢之路上的波斯商人，也把油橄欖帶進了中國。一直到 1881 年，日本從法國引進兩百株橄欖樹苗栽種，加上 1995 年起「國際橄欖油協會」在亞洲大力推廣橄欖油，地中海健康飲食概念逐漸興起，橄欖油名氣大開，在亞洲也逐漸普及。

橄欖樹遠離原屬產地飄揚至遠方，像是南非、澳洲、美國、日本以及中國等地。喬治杜哈明曾說：「橄欖樹不再生長的地方，也就是地中海的盡頭」。但時至今日，在這巨變的世界，橄欖跟隨著人們的腳步早已啟程跋涉，落腳至地中海千里之外了！

認識「驢」與「子彈」

橄欖樹一般在授粉後的 4~5 年開花，白色花朵排列成簇狀，花邊有羽毛狀的質感和芬芳的氣味。當橄欖樹樹齡越老，它的樹幹枝節就會越彎曲變型，壽命最長可達 2000 年之高齡。

早期採收橄欖時，會以徒手或藉助手耙子將橄欖取下；而今有

專業的橄欖採收機，會先將網子鋪在橄欖樹下，保護掉落的果實不受碰傷。橄欖一旦碰傷，就容易引發分解的酵素反應，會破壞油品的風味與香氣。

橄欖品種共計近 2000 種，大小、顏色、形狀、口感、風味皆不同。其中 90％壓製成特級初榨橄欖油，剩餘的 10％做食用橄欖。最大的品種被稱為「驢橄欖」donkey；最小叫「子彈」bullet。

不同熟度混合調製油

所有的橄欖果實最初都是綠色的，在完熟時會轉變成黑褐、紫色！綠色橄欖嚐起來較為苦澀、辛辣；完熟的紫黑橄欖，味道溫和有奶香味。在壓榨橄欖油時，會匹配不同果實的熟度比例，控制橄欖油液的風味，像是不同熟度比例 50:50；還是 30:70，這是各家調油師不外傳的商業秘密。

世上有最好的橄欖油嗎？三大分級評鑑

哪一個產地、哪一種品種是最好的橄欖油呢？其實只要符合「新鮮、特級初榨」的標準，選擇自己最喜愛的風味、口感，就是最好的橄欖油！

1988 年，歐盟發生橄欖油造假的負面新聞後，歐盟食品規範了橄欖油的成分管制與分級標準，以保障消費者的權益。

第一道冷壓——
特級初榨橄欖油（Extra Virgin Olive Oil）油酸值低於 0.8%

這項規定始於 2003 年 11 月 1 日，此後特級初榨需符合真正第一道步驟，而最好的冷壓萃取法為 27℃ 以下壓榨，油酸質 0.3% 以下。特級初榨保留最多的抗氧化物、維生素 E、K 與多

酚物質。

第二道冷壓──
初榨橄欖油（Virgin Olive Oil）油酸值低於 2%

第二道跟初榨橄欖油的工序一樣，但它含有較多游離脂肪酸，
橄欖油的芳香較不明顯。

第三道壓榨──
一般橄欖油（Ordinary/Pure Olive Oil）油酸值低於 3.3%

「再製油」油酸量高，加上本身的色、香、味不足，製造商會
加以精煉，但以這種方式所製的油大致上已無色無味。製造商
以往把這類精煉油標明為「純橄欖油」Pure Olive Oil 出售，但
自 1991 年起歐美已停用這個名稱，亞洲部份國家還是可看到
分裝的橄欖油被稱為 Pure Olive Oil，購買時要睜大眼睛。

七成市售橄欖油標示不實

國際橄欖油協會 IOOC 制訂橄欖油分為三等級，分別為特級初
榨橄欖油、初榨橄欖油、純橄欖油，這三種等級的油色與光澤
都有明顯的差異。剩下的無論名稱如何花俏，都是次等橄欖
油。許多廠商會收購各地的次級品橄欖油進行勾兌，這些橄欖
油稱不上有何特別的口感，甚至可能含有有害物質。

儘管橄欖油的法規嚴謹、分級清晰、邏輯易懂，但是，保守估
計，全世界還是有高達七成的橄欖油沒有如實標示！國內、國
外甚至原產地皆然，購買時要謹慎挑選和判斷。

正因為橄欖油口感複雜、風味迷人，簡單的分級標準、物理檢
測，還是滿足不了橄欖粉絲挑惕的味覺。雖然「特級初榨」已
代表最高等級的橄欖油品質，但若能再符合以下三項標準，那
可就是超級夢幻逸品囉！

高標 1. 單一品種

橄欖的品種成千上百種，即使是特級初榨橄欖油中，也可能會以不同成熟度、不同品種之橄欖油混合，調製出最佳風味，而「單品種」初榨橄欖油為最高級，一般會標示該橄欖油裡面使用的橄欖品種。

高標 2. 冷壓 27℃ 以下

在壓榨過程中溫度不超過 27℃，可保留更多的營養物質與風味。「冷壓油」一般寬鬆的定義，為油品壓榨時不超過其冒煙點，就可稱冷壓，如橄欖油冒煙點是 180 度，加熱至 170 度壓榨出來也可稱為「冷壓」。

高標 3. 未過濾

自然沈澱分離出的橄欖油，並無特別過濾，可保留最多的橄欖多酚、橄欖纖維等營養成分。

歐亞橄欖不同種，此欖非彼欖

有不少植物屬同名異物，比如橄欖。台灣小時候在雜貨店裡看到一包包紅紅的橄欖，吃起來微辣帶甜酸，讓人難忘懷。在沏茶時，長輩會泡上一兩枚橄欖乾增加風味，這橄欖又叫青果，但是和外國人說的橄欖不是一碼事。

地中海沿岸地區為木樨科橄欖品種；中國橄欖是橄欖科的橄欖，兩者完全不同。中國種植橄欖有兩千多年歷史，廣東、廣西、福建、台灣、四川都有種植，土質不挑，生命力強，是農民脫貧致富的好樹種。中國橄欖可入菜或是直接食用，但本身含油量少。

橄油三大生產國

對於地中海居民來說，橄欖油是每日三餐必備的調味料，無論是搭配麵包、麵條、料理煮食甚至護膚到上教會等，都離不開橄欖油。

依流行病學的研究結果顯示：西班牙、義大利和希臘等以地中海飲食、橄欖油為主的國家，癌症的發病率遠低於大量攝入動物脂肪的北歐國家。地中海人也較少罹患心臟與血管疾病，大腸癌的比例也極低。長期大量攝食橄欖油可說是他們維持長壽健康的關鍵。

NO.1 西班牙

橄欖樹是在西元前 1 千多年前，由著名的航海家與商人——腓尼基人，從現今的黎巴嫩、敘利亞一代引進到伊比利半島，從此成為西班牙最重要的經濟作物，歷經 3 千多年，西班牙仍是世界上橄欖油產量及出口量最高的國家。位於南部的安大路西亞有著最適合橄欖生長的氣候與土壤，當地生產的品種主要有肉厚多汁的馬沙尼拉、肥大的高登和皮庫等。除了製成橄欖油外，也會將橄欖醃漬，最常見的是紅心橄欖，就是在橄欖中心填鑲一條紅甜椒的醃漬綠橄欖。

NO.2 義大利

聽到橄欖油，很多人自然聯想到的就是義大利，而義大利是全球第二大生產國，各式各樣品種的橄欖、大大小小的製油坊林立。西北部的托斯卡尼有著承襲傳統的最頂尖工藝技術，在此生產的橄欖油帶有果皮香與茴香，還有少許草原的氣息，完全呈現出橄欖的原始風味，是橄欖油的代表作。

此外，黑手黨故鄉西西里島鄉間出產的橄欖油，充滿果香味兒，品種如具有奶油香的德爾貝利切、輕度水果微辣的比安卡以及溫和果香的奧利決。中部的安布利亞的橄欖油則是較甜口、苦澀味低。

義大利除了自己種植、生產橄欖油外，由於內、外的需求量過大，也會從別的國家進口橄欖來加工，因此，標示在「義大利生產」made in Italy，並不代表使用的橄欖原料產地是在義大利。

NO.3 希臘

希臘位於巴爾幹半島南端，土地約 80% 都是山坡地，自古便以橄欖、葡萄為主要產物。希臘最大的橄欖油生產地在南部的伯羅奔尼薩半島和克里特島，採用的橄欖品種大多是高朗尼基品種。希臘目前約 35 萬個家庭以橄欖為生，稱希臘為橄欖之國真是名副其實。

世界上最老的橄欖樹，位於希臘克里特島哈尼亞，3000 年歷史的橄欖樹至今仍然可以結果。希臘飲食融入大量的橄欖油，就連被稱做是希臘「醫學之父」希波克拉底也大力崇橄欖油不只是油，還是「偉大的治療品」。

歐洲詐欺食物榜首！六成橄欖油是假貨

在橄欖油行業裡的潛規則就是「消費者要自己多留意當心，即使經過檢測，也不能 100% 保證是真的」。造假的橄欖油品牌一旦曝了光，廠商只要再換上其它品牌，之後還是可以重新上架，這也是為什麼在賣場上，我們經常看到新的橄欖油品牌出現。

全球橄欖油的需求量不斷增長，橄欖油行業一年能創造 50 億歐元收入。正是這樣的龐大商機，讓義大利成為歐洲第二大橄欖油生產國；也讓橄欖油成為造假食品的榜首。義大利年產約 30 萬噸橄欖油，但市面上號稱「義大利製橄欖油」為 70 萬噸。應該很容易算出假油有多少吧！

即使法規嚴格，即使出國親自去地中海國家買油，仍然可能買到假貨！假油實在太多了，防不勝防。跟著本書學會品油技巧，到油品專賣店或有機商店選購天然初榨油，多品嘗好油的氣息、口感和味道，一回生二回熟，訓練好味蕾的記憶，往後就能在選購油品時變得更敏銳，不再上當受騙。

如何品油：優雅四部曲初體驗

品油之前，可以先吃個蘋果，或是嚼一點茴香來清理味覺，另外，盡量別在品油之前抽煙或使用牙膏刷牙，因為這些都會破壞味覺！

Step1・**晃杯**

在小杯中注入一湯匙橄欖油，接著將手掌輕握底部加溫橄欖油（最佳溫度為 28 度），可將另一隻手蓋住杯口，輕輕搖晃杯子以釋放橄欖油香味。

Step2．嗅聞

將杯子貼近鼻子，嗅聞油杯中的橄欖油香氣，優質的橄欖油有一共同點：具有強烈青草味與橄欖香氣。

Step3．品嘗

品油的同時將舌尖置於牙齒上排，喝下之後並做倒吸的動作（不可同時呼吸），將油均勻分佈在舌尖、臉頰兩側。

Step4．吞嚥

最後再嚥下，並以鼻子吐氣，橄欖風味會在整個口腔散開。

橄欖油在入口後，會在喉嚨產生微微的刺痛感，這代表是新鮮的橄欖油裡才有的抗氧化劑成分（橄欖多酚）；而在舌頭底部有苦、澀，也表示您剛剛品嚐的橄欖油真正為特級初榨！隨橄欖油放置時間，苦澀嗆味都會遞減。

優質橄欖油三要素 —— 香、澀、辣

「特級初榨橄欖油」富含各式各樣的香氣及風味，嚐起來有可能像蘋果、香蕉或是新鮮草藥、青草味兒，從溫和到複雜多樣不一。但是，劣質的橄欖油，會嚐起來就僅僅只像「油」而已。

- 果香：好品質的橄欖油會有濃郁的果香或草香味。
- 苦澀：帶有苦味及辣味，具有輕微灼熱感，程度取決於橄欖多酚含量的多寡。
- 辛辣：橄欖多酚含量越多，會越苦、越刺激。橄欖多酚是天然的抗氧化、抗老元素。

只要在橄欖油身上找到以上三要素，就可以確定是一瓶優質橄欖油。

希臘鄉村沙拉

希臘沙拉的作法簡易，只要準備當季五顏六色的新鮮蔬菜，再淋上橄欖油與醋、灑上鹽、奧勒岡香料、費達起士與醃製的橄欖點綴就完成了！夏日食用相當清爽，冬天若吃不慣冷食，可將甜椒先烤過，變化成溫沙拉！

材料：（份量 / 約 4 人份）　　醬汁
番茄 1/2 顆　　　　　　　　鹽
紅洋蔥 1/4 顆　　　　　　　胡椒
小黃瓜 1/2 條　　　　　　　碎大蒜皆適量
彩椒 1 顆　　　　　　　　　紅酒醋 20g
黑橄欖 6 顆　　　　　　　　頂級希臘橄欖油
綜合沙拉葉 2 人份　　　　　60ml
新鮮巴西里適量　　　　　　適量費達起司切碎
新鮮奧勒岡適量
費達起司手掰碎適量

開始動手

1. 番茄切小塊、小黃瓜用削皮刀刨片狀、彩椒去籽切小塊、黑橄欖過水對切、綜合沙拉葉洗淨、費達起司以手掰碎，紅洋蔥切細絲、泡冰水 5 分鐘去嗆味後瀝乾。

2. 所有蔬菜準備好，放置容器備用。

3. 取一個空罐子製作醬汁，先加入鹽與胡椒，再加入紅酒醋，讓醋與調味料混合，最後加入橄欖油、費達起司，搖晃均勻至乳化即可。

4. 食用時在沙拉上撒上費達起司與巴西里、奧勒岡，最後淋上製作好的紅酒醋汁。

● 小技巧

沙拉的油與醋需要充分地乳化，可以藉助電動攪拌器或是小罐子，若是家裡有小孩的學習杯，也相當方便，搖晃均勻後打開上方的蓋子，就可直接淋在沙拉上！

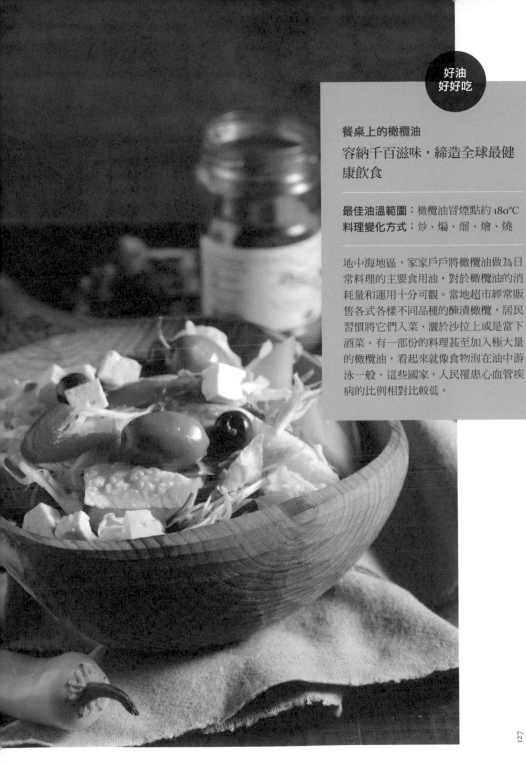

餐桌上的橄欖油

容納千百滋味，締造全球最健康飲食

最佳油溫範圍：橄欖油冒煙點約 180℃
料理變化方式：炒、煏、熘、燴、燒

地中海地區，家家戶戶將橄欖油做為日常料理的主要食用油，對於橄欖油的消耗量和運用十分可觀。當地超市經常販售各式各樣不同品種的醃漬橄欖，居民習慣將它們入菜、灑於沙拉上或是當下酒菜。有一部份的料理甚至加入極大量的橄欖油，看起來就像食物泡在油中游泳一般，這些國家，人民罹患心血管疾病的比例相對比較低。

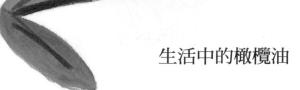

生活中的橄欖油

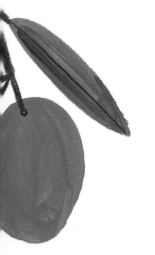

越用越年輕的凍齡青春液

橄欖油可說是護膚產品中的鼻祖，具有豐富的油酸和維生素E，與甜杏仁油的成分類似，十分滋潤肌膚，並能促進細胞再生。橄欖油也經常被用來製造洗髮精和肥皂。

古代的希臘人和羅馬人會用攪了草藥的橄欖油來清潔滋潤皮膚。到了公元 6 世紀，法國工匠開始用橄欖油製造肥皂，方法就是將橄欖油和海洋植物的灰燼攪和在一起，其中最為知名的是「馬賽皂」。橄欖油中油酸與芳香環結合後，能有效保護身體不受自由基和紫外線傷害，但須留意神經性皮炎患者不適用橄欖油。最適合使用的膚質和情況如下：

- ．適合乾性皮膚保養之用
- ．改善血液循環不良
- ．滋潤龜裂和脫屑現象

乾性龜裂潤膚油

橄欖油有其特殊味道，在橄欖油中以 1:1 比例加入甜杏仁油（或是葵花油）調和，可以使氣味更加宜人。

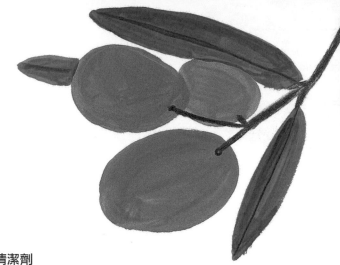

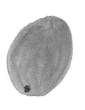

血管臟腑的天然清潔劑

橄欖油富含亞麻油酸，不僅能保護內臟器官、預防心血管疾病，同時能降低各種慢性疾病、癌症的罹患率！對於排毒、減輕肝臟負擔也極有功效。橄欖油內的多酚類可保護大腸細胞，橄欖苦苷、水合胳胺酸能降低與骨質疏鬆有關的炎症，年長者可多加運用。

在醫療研究數據上，每天食用橄欖油至少 1 湯匙以上，可降低冠狀動脈硬化，並可明顯降低乳癌羅患率 25%。相關醫療運用如下：

・預防心血管疾病、控制血壓、降低壞膽固醇
・預防腸癌和結腸癌、乳癌
・改善第二型糖尿病
・整治腸胃潰瘍
・改善肥胖症
・治療乾癬
・防止骨質疏鬆

養生利咽的青欖、烏欖

橄欖經蜜漬後香甜無比、風味宜人，是茶餘飯後幫助消化的良果。以「膚色」來區分可分為青欖和烏欖：

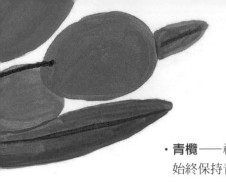

- **青欖**——福建人稱青欖為「青果」，因橄欖從初生到熟化，始終保持青翠色澤。品種中「檀香」橄欖是果中極品，果小而圓、肉厚而質脆，入口稍苦澀，嚼後清香甘甜回味綿長。從唐代起，是福建地方官獻給皇帝的貢品。橄欖加工有蜜漬、鹹藏等鹹、甜、辣口味。
- **烏欖**——烏欖須以水煮軟去澀才可食用。廣東人會將橄欖製成如梅干菜般入菜，用棉線把熟烏欖切割成兩塊，成為「欖角」；再用鹽醃漬成「欖豉」。果肉做菜用；核仁雕刻用。

李時珍在《本草綱目》裡曾記載：「橄欖生津液、止煩渴、治咽喉痛，咀嚼咽汁能解一切蟹毒。」不管是「青覽」還是「烏欖」，只要是橄欖都有藥效。

黑手黨的肥沃油水

於十九世紀中興起的黑手黨，曾經在義大利南方的西西里島叱吒風雲，很長一段時間，西西里島上的產業都受控於黑手黨，他們強占島上最肥沃的土地，追求自身利益，橄欖油經營者的背景很多都為黑手黨。

有關「橄欖枝」的典故，出自《聖經舊約・創世紀》的第八章：「大洪水過後，諾亞方舟所派出的鴿子啣回了橄欖枝，讓大家知道水已經退去了。」從此，人們將遞出橄欖枝比喻為釋出善意、示好、給機會的意思。

在人類油脂發展的歷史記載中，我們數度發現愛美確實是女性跨越時空的天性。油脂出現後，女性除了製作出睫毛膏，世界上第一支眼影也誕生於古希臘，當時是利用「木炭」混合「橄欖油」，塗抹在女性上眼瞼當眼影來使用。

長壽名人油養秘訣

義大利的老祖母，每天早上會倒 1 小杯橄欖油給小孩喝，就像吃維他命一樣。名人長壽的秘訣，很多也都跟橄欖油有關係，像是日本皇室百歲名醫日野原・重明提醒大家：「每天喝 15c.c. 的橄欖油！」橄欖油能促使血管活化、預防動脈硬化、降血糖。世界三大男高音「帕華洛蒂」每天生喝橄欖油保護喉嚨，意外瘦了 7 公斤。未過濾的冷壓橄欖油 100 公克中含 5 公克的食物纖維，生喝可以幫助排便、排毒輕身。

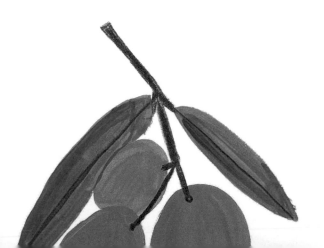

中溫油

椰子油

Coconut oil

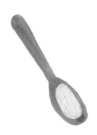

項目	屬性
口感氣味	清香椰乳味
保存方式	放置陰涼處或冷藏
取油物理壓榨法	・乾式：採摘→日曬→果肉攪泥 　　→壓榨→提取油脂 ・濕式：採摘→果肉攪泥→壓榨 　　→沈澱（分離水、油脂、奶） 　　→提取油脂
出油率與油色	出油率約 30%。油色液態為清澈 透明，24℃ 以下呈白色固態。

廚房裡的南洋風，油瓶裡的藥石

椰子是水果、果實還是種子？

充滿南洋風情的椰子，是水果、果實還是巨大的種子？以植物學定義來說，椰了屬於帶纖維的種子，但以廣義來看，椰子可以算是果實、堅果或種子。

中鏈脂肪酸！不囤積好消化

椰子是熱帶地區的標誌，也稱為奶桃、可可椰子、胥餘、越王頭、大椰。在熱帶地區繁茂地生長，成為了美麗島嶼的代表景觀！椰果提取出的椰子油、椰奶所烹調出來的料理，南國風味十足、營養豐富，當地人對於大自然所賜予的恩惠，總能巧妙的運用在當地各式的料理和飲食、甜點上。

使用椰子油烹飪的菜餚，味道淡雅，餘韻回甘，除了是兼具香味和易消化的人間極品，在享受之餘，也不必擔心增加脂肪的囤積，因為椰子油不像動物性脂肪是長鏈脂肪酸，其「中鏈脂肪酸」的結構容易直接被人體轉換成熱量消耗掉，不會變成脂肪囤積在體內。

中鏈脂肪酸只需幾分鐘的時間，就能直接從腸道上皮細胞吸收，通過靜脈進入血液循環；此外，椰油還可保護肝臟免於酒

精侵害，增強免疫系統的抗炎反應。

幼椰汁甜，老椰多肉

椰子為古老的栽培作物，原產地說法不一，有一說在南美洲，也有說在亞洲熱帶島嶼，但多數認為起源於馬來群島，現廣泛分佈於亞洲、非洲、大洋洲及美洲等地區。中國種植椰子已有2000多年的歷史，現主要分佈於海南各地，廣東雷州半島、雲南西雙版納、德宏、保山、河口等地也有少量分佈，而台灣的椰子樹主要生長於南部地區。

椰子是可可椰子樹的果實，高大細長的樹幹，具有羽狀葉組成的樹冠，造型非常特別，讓人聯想起豔陽四射、浪花陣陣的沙灘海濱。巨大且堅韌的果實厚殼，保護著裡頭結實芳香的白色果肉與椰漿，果實剛形成時，內部充滿甜味的汁液，是消暑的「椰子汁」；等老熟時就會形成白色的胚乳，俗稱「椰肉」，椰肉正是提取椰子油的材料。椰子油廣泛用於南洋料理或甜點，拿來塗抹也對皮膚有很好的保濕滋潤效果。

椰子依植株高度來區分，可分為三大品系：

1. 高種椰子

高種椰子樹最高達 25 米，壽命比矮種長約 80 年，因此較具經濟效益，每棵年產 40~60 個椰子。根據葉片和果實顏色，又可細分為「紅椰」和「綠椰」。依果實形狀來分品種有三種：

大圓果──單株產量低，在高種中數量不多。
中圓果──產量中等，在高種椰子中數量最多。
小圓果──產量高，但數量少。

2. 矮種椰子

矮種椰子樹最高只有 15 米，壽命約 20~40 年，比高種椰子壽命短很多，每棵樹年產約 80 個椰子。

3. 雜交椰子樹

雜交椰子樹吸收了高、矮種的優點，具有高度低、壽命長、產量高，以及抗風、抗蟲害的特點，每顆年產 180~200 個。此種椰子樹最具有經濟效益。

椰子樹在世界的分佈範圍主要在南北緯 20° 之間，尤以赤道濱海地區最多。椰子油的飽和脂肪酸含量高，是很多熱帶地區出產的油脂特點。就天然防禦機制來說，這些植物要抵受環境的高溫，而飽和脂肪酸最穩定，不會在高溫下受到氧化！

世界前十大椰子生產國，依序為菲律賓、印尼、印度、巴西、斯里蘭卡、泰國、墨西哥、越南、巴布亞新幾內亞和馬來西亞。

乾式、濕式椰子油壓榨法

· 乾式壓榨法——機械溶劑浸漬無椰香

乾式壓榨法為椰果肉在日光下曬乾或加熱烘乾，透過機械壓榨或溶劑浸漬萃取出椰油。此方式可取得較多的油脂，業界稱 RBT，即經過提煉、漂白、除臭的程序。

此壓榨方式沒有椰子味道，但仍見用於烹調或是保養品上。剩餘的高蛋白、高纖維椰渣通常被人們用來餵食家畜。

· 濕式壓榨法——香氣濃郁的純鮮品

新鮮椰肉提取的椰油，凝固時為白色色澤，液狀時清澈如水。提煉法有蒸餾法、發酵法、冷凍法、壓榨法或離心機，皆可使用。

以壓榨法為例，果肉壓榨成椰奶後，通過 12~15 個小時的靜置、沈澱，會得到三層分離液狀乳液：脫脂奶、油、蛋白質，再從中分離出椰子油來進行脫水，水分越少椰油品質越高。此方式壓榨的「純鮮椰子油」保有濃郁的椰子香味，品質最佳。

頂級純鮮椰子油壓榨流程

收集椰子果實→ cl2（5ppm）水清洗、消毒外殼→一般水再次清洗→挖取果肉→提取果肉椰奶 / 榨汁→初步過濾→沈澱→澄清→從中層分離出椰油

椰子油等級如何分辨？

椰子油的等級並無相關的法令規範，我們時常會看到「壓榨 expeller pressed」、「純鮮 virgin」、「特級 extra virgin」、「有機 organic」等標示，除了有公信力的「有機認證」之外，其它標籤並無法說明加工工序、品質為何。唯一的辨識方法只能靠嗅聞和品嚐！

- **冷製椰油氣味**——果肉不經加熱、加工，味道微甜，具有充滿愉悅的椰子濃郁香氣；保留較多養分。
- **熱製椰油氣味**——果肉經過蒸餾或熱煮，會帶著一些烘烤或烹調過的氣味。

減低熱量，煮飯添加椰子油

斯里蘭卡化學科學院的研究人員測試了 38 種米，試圖找出減低白飯熱量的方法。研究發現，將少許椰子油加入生米中一起煮熟，冷卻後再放入冰箱冰上 12 個鐘頭，回蒸後再吃，米飯會增多 10 倍的抗性澱粉，卡路里就可以減少一半以上了！

材料比例：椰子油份量約白米的 4%。例如 1 杯米（150 公克），需放入約 1.5 茶匙（6 公克）的椰子油。

南瓜黑咖哩

材料
A. 鹽 3/4 t
   咖哩粉 1/2 t
B. 紅米 1/4 杯（可用糙米替代）
   椰子細粉 1/4 杯
   椰奶 1 杯
C. 洋蔥切絲 1/2 個
   大蒜切碎 1 瓣
   青辣椒切末 1 根
   辣椒粉 1/2 t
   胡椒適量
D. 南瓜約 500 公克
   毛豆 1/4 杯
   椰子油適量
   高湯（或水）2 杯
   咖哩粉適量

開始動手

1. 南瓜切成適口大小並塗抹上 A。

2. 紅米與椰子細粉放入平底鍋乾炒 2~3 分鐘，加入椰奶用攪拌機打成醬汁。

3. 鍋中加入椰子油，接著倒入 C 炒香後，加入南瓜、高湯、毛豆、咖哩粉適量，以中火熬至南瓜變軟。

4. 最後加入步驟 2 醬汁。

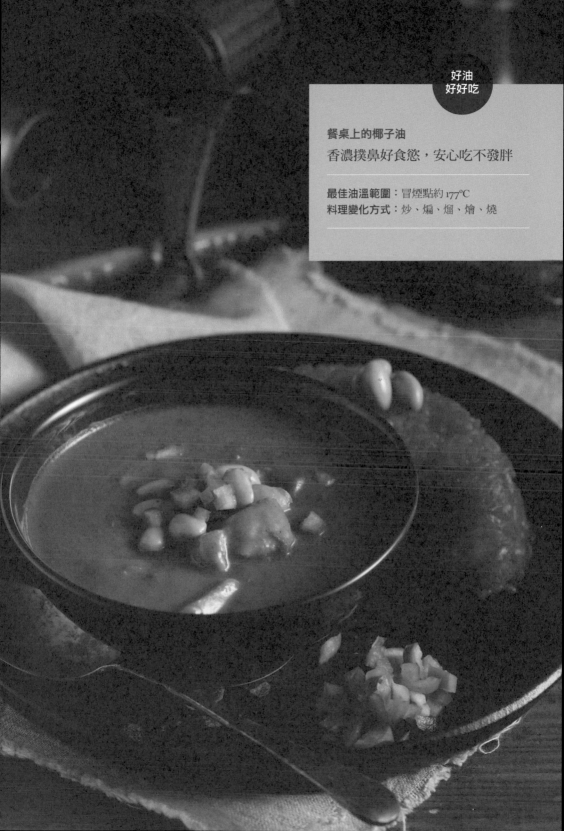

餐桌上的椰子油

香濃撲鼻好食慾，安心吃不發胖

最佳油溫範圍：冒煙點約 177°C
料理變化方式：炒、煸、熘、燴、燒

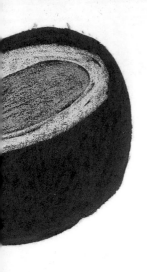

生活中的椰子油

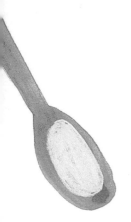

超鎖水！細小分子深入肌底角質層

椰子油的分子細小，且帶中鏈的脂肪酸，可快速深入皮膚間隙的角質層內，不形成油光、效果持久，可達到鎖水目的，適用於冷卻、鎮定皮膚，緩和皮膚灼熱、紅腫、敏感刺激、日曬後保養等。相關保養運用如下：

- 深層鎖水保濕
- 皮膚紅腫鎮定消炎
- 調節皮膚油脂
- 頭髮和全身滋潤養護

摧毀病毒利器，失智與漸凍症救星

幾千年來，新鮮椰油被廣泛使用在許多的傳統部落、原住民的醫療中，其中最知名的是 4000 多年前流傳於印度的阿育吠陀療法，用椰油來治療各式各樣的症狀，如燒傷、創傷、潰瘍、皮膚黴菌、蝨、腎結石及霍亂疾病等。

現代醫藥也逐漸解開椰油的療癒奧妙，其中最顯著的特質是具有天然抗生素、免疫力增強劑、調節身體功能和防衛機制的功效，能使人體失調的組織細胞恢復正常平衡。蘇聯與德國調配

的嬰兒奶粉，也都會加上冷壓椰子油，因為嬰兒的痙癒系統有一部份要靠中鏈脂肪月桂酸來防禦。月桂酸同時也是治療愛滋病、肝病的最好良藥。椰油強大的治療功用包括以下範圍：

· 治療愛滋病
· 防止肝病
· 防治失智症、帕金森氏症、漸凍人症
· 增強甲狀腺功能
· 改善氣喘
· 提高新陳代謝
· 防治自體免疫系統疾病
· 抗菌、抗癌
· 穩定血糖、第二型糖尿病
· 乾癬、修格蘭氏症候群（皮膚、黏膜組織乾燥）
· 改善關節炎、腸道克隆氏症
· 減重瘦身

椰油裡的三個藥方

椰子油雖然含有 95% 的飽和脂肪酸，但人體的新陳代謝機制會用不同方式，對待不同長度的飽和脂肪酸。「長鍊」會被儲存在脂肪細胞內，做後備能源；椰子油屬於「中鏈」，水溶性高，易被吸收。

· 中鏈脂肪酸

椰子油一半以上的脂肪酸屬中鏈，中鏈為人體強大的自療利器，可以摧毀許多病毒脂質外層，包括皰疹、HIV、流感病毒等。其中做過膽囊切除手術、慢性膽汁鬱積的患者，也需要攝取此脂肪酸，因為中鏈油脂在人體的消化，不需依賴膽汁的乳糜化和胰消化酶，就可被身體順利消化吸收。

罹患高脂血症、脂肪代謝問題、糖尿病患者，則仍須留意攝取

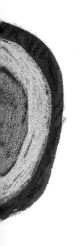

量不可過度！

· 月桂酸

嬰兒吸取母親的乳汁，其中含的月桂酸可讓嬰兒不受各種病毒
侵擾。 椰油裡也有豐富的月桂酸，能抵禦腸道寄生蟲、愛滋
病感染等多種致病細菌，具良好的抗微生物活性，為所有中鏈
脂肪中最強的抗病毒能力。

· 肉豆蔻酸

肉豆蔻酸約佔椰子油30%的脂肪酸，具高安定性、不易氧化。
豆蔻酸可以通過腎臟細胞膜，進行強化腎臟的功能，對膀胱也
具有保護作用。

腦細胞的最佳營養品

2015年3月，世界衛生組織做過一份統計調查，全世界有4,750
萬人罹患失智症，從2013年開始，平均每年增加770萬個病
例，以此速度可說平均每4秒就會增加1個罹患者！

老人痴呆很像第一或第二類型糖尿病，起因是胰島素不平衡、
出了問題，阻止了腦細胞吸收葡萄糖。葡萄糖是腦細胞的營
養，沒有葡萄糖，腦細胞就死了。

優質蛋白質滋養身體中的細胞；而滋養腦部細胞的則是葡萄
糖。只要掌握這兩種食物，就可以主宰全身健康！所謂的葡萄
糖並非指一般店內販售的商品，而是替代品，腦細胞最歡迎的
替代營養品是酮，椰子油含甘油三酸酯，在吃進身體後，會在
肝臟中被代謝為酮，這就是腦細胞的最佳替代營養品！

自製椰子鮮奶霜	材料	椰子油 1/2 杯、橄欖油或甜杏仁油 1T、蘆薈膠露 2T、萊姆精油 20 滴
	開始動手	1. 將椰子油、橄欖油、蘆薈膠放進乾淨的容器裡面。 2. 利用攪拌器強力打攪 3~7 分鐘，打到起泡成霜狀後再加入精油。
	小技巧	椰子鮮奶霜適用於身體、頭髮養護。若是夏天，先將椰子油放進冰箱結凍，攪打時容器下方需放置冰塊。

| 自製蜜糖磨砂膏 | 材料 | 椰子油 1t、蜂蜜 2t、海鹽 1/4 杯、有機砂糖 1/4 杯、檸檬汁 1t |
| | 開始動手 | 1. 先將蜂蜜與椰子油攪拌均勻。
2. 在另一只容器，充分攪拌鹽、糖與檸檬汁，直到完全均勻。
3. 最後將步驟 2 倒入步驟 1，攪拌均勻後，即可倒入乾淨容器內保存。 |

最佳天然椰子油牙膏　我們的口腔就像是一座迷你的熱帶雨林，溫熱、潮濕，並且長滿了細菌、病毒、黴菌，愛爾蘭科學家發現：椰子油可以有效殺滅導致蛀牙的細菌，並顯著降低鏈球菌、牙菌斑和真菌白色念珠菌。常見的念珠菌增生症狀包括口臭、慢性疲勞、腹脹、焦慮、注意力不集中等，試試看用天然椰子油牙膏來清潔口腔吧。

	材料	椰子油 2T、蘇打粉 2T、檸檬粉 1t（可省略）、10 滴薄荷精油。
	開始動手	1. 混合調拌椰子油和蘇打粉、檸檬粉直至形成糊狀。 2. 加入自己喜歡的精油，然後再次混合均勻。
	小技巧	精油可自選喜歡的味道，調製的多寡，可以按個人需要調節。

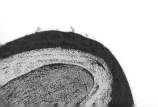

中溫油

芝麻油

Seasame oil

項目	屬性
品種	依種皮顏色分為白、金黃、棕、茶及黑等品種
口感氣味	・生榨：具有些許堅果味與種籽香氣，高營養價值。 ・焙煎：白芝麻油香氣風味濃郁；黑芝麻油帶有焦香味。
保存方便性	陰涼處保存
取油物理壓榨法	生榨、焙煎
出油率與油色	出油率約 45%；生榨油色淡黃偏白；焙煎白芝麻油色棕紅；黑芝麻油色深棕色。

芝麻開門，開啟輕身回春之鑰

充滿生命活性的芝麻木酚

全球從溫帶、亞熱帶到熱帶，都有栽種芝麻，其濃郁的風味與香氣，讓世界各地對它的飲食應用十分依賴。芝麻自漢代進入中國人的生活，數千年來，在我們的飲食及養生上佔有一席之地，從補身的薑母鴨、燒酒雞到芝麻燒餅，或是涼拌、調味、入菜、包餡，都可以運用來增添香味和亮點！

1300 多年前，芝麻從中國輾轉傳入日本後，也成為日本料理極為重要的調料。之後再傳入韓國，再度成為烹調韓式料理的必備品。這屬於遠東的味道，幾乎也適合所有食材來烹調。

麻油有「遇熱則香」的特性，每次燒熱激香四溢，總讓人聞香而來，無法抵抗。但您知道嗎？芝麻最早在中國是當成米飯食用！至於阿里巴巴與四十大盜的咒語「芝麻開門」，是否真的跟芝麻有關係呢？芝麻大門即將打開。

在古人眼中，芝麻是異常珍貴的強生聖品。《抱朴子》一書提到：「服食一年可去除一切身體疾病，兩年白髮變黑髮，三年脫落牙齒新長出。」芝麻在古人眼中的價值超越其他穀物，不僅具營養，久服甚至可成仙。

相傳漢明帝時，劉晨、阮肇入天台山採藥，仙女用胡麻飯招待他們，待了半年後離開，返家時子孫都已傳衍了七代，足見芝麻的功效很早就已流傳，且具有濃厚的神話色彩。雖然現代人不相信古人服食芝麻可成仙，但透過成分分析，小小芝麻的確大有功效，已證實能抗癌、防老、降低膽固醇！

芝麻曾經當米飯吃

中國古代種植芝麻，主要為了食用。公元前一世紀《急就篇》把芝麻和稻、黍、秫、稷、粟並列。唐代著名詩人王維有「香飯進胡麻」之名，陶宏景的《名醫別錄》也說：「胡麻，餘穀之中，惟此為良。」明代宋應星《天工開物》記載：「胡菽二者，功用已全入蔬餌膏饌之中。」說明芝麻是維繫民生所需的重要糧食之一。

老祖先們用芝麻來煮羹湯或作飯，古文上有「胡麻飯」和「胡麻羹」的說法。在北魏賈思勰所著的《齊民要術》中也提到「白者（指白芝麻）油多，人可以為飯」。

務實聰明的古人，最早從晉代起開發出芝麻生油作為照明燃料；到了唐代，更廣泛使用在滋潤頭髮及治療牛虱等方面，之後才慢慢開發成食用熟油。比起把芝麻當飯食用，麻油的香醇濃厚更讓人喜愛，逐漸被當成烹製菜餚、點心的輔料。

一年即生長完成的芝麻植株，可算是人類史上最古老的植物之一。生長高度最高可以長到 1.2 公尺，會開出白色帶紫的花朵，與歐洲的毛地黃花相似，花筒基部有黃色蜜腺，常吸引蜜蜂、蝴蝶等昆蟲飛來覓食，所以芝麻也被印度、中國、台灣等地的蜂農視為重要的蜜源植物。

芝麻待花謝後兩天，綠色莢果便形成。莢果成熟時顏色變深，頂端會裂開一個小洞，全株葉片會枯黃，下莖部位顏色會變黃褐色，採收後的芝麻稍曬過就可榨油，整個過程約需 95 天。

芝麻喜歡溫暖氣候，不耐低溫，低溫會造成停止開花、授粉不良。栽種芝麻極度仰賴人力，須用人工收割，收割後農民會將芝麻捆成一束，為了不讓芝麻粒掉落，必須倒立在田中日曬 2~3 星期，曬乾後芝麻會自己從裂開的莢裡彈出。

美索布達米亞的古文明搖籃

芝麻發源於古文明發祥地美索布達米亞，西元前 3000 年，當時的蘇美爾人利用在美索布達米亞南部開掘溝渠，依靠複雜的灌溉網，成功地利用了底格里斯河和幼發拉底河的湍急河水，灌溉包括芝麻在內的許多農作物，並創建了第一個人類文明的搖籃！

世界四大文明的發源處，對於芝麻都廣為運用。芝麻跟隨人類遷徙的腳步，從非洲草原往北越過撒哈拉沙漠，在古文明時代傳入北非的埃及、摩洛哥，經由埃及的栽培與推廣，芝麻流傳到世界各地的溫帶地區。然後再被引進歐、亞洲。直到十七世紀的大航海時代，芝麻被歐洲人透過奴隸貿易，帶往了美洲大陸栽培種植。

根據記載，公元前二世紀中國漢代通使西域的張騫，循著當時大漢帝國與歐亞各國貿易交流往來的絲路，將芝麻從中亞的大宛帶回中國栽培。經過埃及、中東地區馴化的芝麻品種，香氣濃、油脂豐，深受漢代民眾歡迎而被大量種植。

1956~1959 年浙江省文物管理委員會，曾在太湖流域兩處遺址出土文物中發現炭化的芝麻種籽。據考證這些芝麻的年代，相當於公元前 770 年至 480 年約春秋時代，比張騫通西域更早了 200~500 多年。

芝麻目前在中國各省區都有種植，主產區為黃淮平原和長江中游，尤以河南、湖北和安徽省種植最多。

日韓興起芝麻養生風尚

在 1300 多年前的奈良時代，日本社會的上層貴族開始與中國有文化交流，中國的伙食文化包括麵條、食材等被引進日本，並且直接使用漢語名稱，因此，比照中國的稱呼，將芝麻榨出

的油也稱做「胡麻油」，是當時貴族才用得起的奢侈品。

時至近日，胡麻油已經是日本當地飲食不可或缺的精髓之一了！由於麻油獨特的芳香遠比其他油類出色與不易氧化，日本高級天婦羅專賣店，會選擇麻油做為炸油；其他如豬排芝麻蘸醬、芝麻豆腐、芝麻味增等日本料理，也都少不了芝麻入菜。

自古韓國從中國人那裡學到「醫食同源」的理論後，從此奉行不渝，將芝麻入菜，製作成各式各樣的健康菜色。同樣的是，韓國也稱「胡麻油」，韓式石鍋拌飯、烤飯糰、烤肉蘸醬、各式涼拌菜，都會使用香味濃郁的芝麻粒或芝麻油。

台灣 18 世紀重要輸出農產品

在過去，芝麻曾經是台灣重要的輸出農產品。隋代，台灣開始種植從中國引進的芝麻，17 世紀後期，來台灣做生意的漢人向平埔族大量收購芝麻，用商船運回中國銷售，這也使得芝麻成為 18 世紀台灣重要的輸出農產品之一。台灣一些盛產芝麻的地方，更以芝麻來取地名，例如雲林口湖昔日遍植黑芝麻，舊名為「烏麻園」；嘉義新港多栽植芝麻，古稱「麻園寮」。

但是，由於芝麻栽培的土壤以排水良好的砂質土為主，而且忌連作，主要栽培區必須逐年轉移，然而台灣農地日漸縮減，現在的栽種面積已不如以往。台灣每年約消耗 3 萬多公噸的芝麻，其中高達 98% 仰賴進口！運用在料理上，台灣最著名的麻油小吃就屬麻油雞、麻油腰子，由於麻油能滋補養身、促進做月子婦女子宮收縮，非常美味可口，也成為冬令進補的普及小吃。

生榨與焙煎芝麻油工序

印度施行傳統冷榨工藝來榨油，尤其在印度南部盛產芝麻，每

一個村落、小村莊都有自己的石磨座或是油磨坊，方便當地人隨時帶芝麻來榨油。壓製剩餘的「芝麻餅渣」則是當地牛隻的飼料。

【生榨與焙煎】

生榨取油流程：收集→選料清洗→晾曬→碾磨→壓榨→分離

焙煎取油流程：收集→選料清洗→晾曬→柴火焙炒→碾磨→手工蒸杯→扎油餅→壓榨

在焙煎取油的過程中，柴火炒籽時，木柴的火質柔軟，釋放滲透力強的遠紅外線、芬多精能添香氣；手工蒸杯要受熱均勻、透徹，讓芝麻中的油脂軟化，以利壓油時油質的引出。相較下，機械化蒸杯讓芝麻殘留多餘水分，不利麻油存放。機械香油工廠則在此步驟省除蒸杯程序，但以溶劑溶解油脂。

傳統古法製麻油雖然費工，但由於含水量少，可存放時間較長，且不用化學溶劑，可安心食用。

香油就是芝麻油嗎？

由於芝麻原料價格昂貴，常和植物油按比例混合勾兌。勾兌比例中，純芝麻油所佔通常只有15%。目前台灣尚未制定相關規範；但是大陸在 2009 年 1 月 1 日制定了香油新國標：「芝麻油只能使用芝麻做為唯一的原料，不得混入其他植物油、非植物油以及香精、香料等。」但市面上，魚目混珠的情況還是常見！

勾兌香油用的調和油，若是純淨的食用油是無需太多顧慮，若是用到地溝油、黑油、變質有黃麴毒素的油，對健康危害甚大！

芝麻是香油的唯一原料？如果一瓶香油比芝麻粒、芝麻粉、芝麻醬還要便宜，那你認為合理嗎？

黑、白、金黃三色芝麻

白芝麻
食用榨油

黑芝麻
入藥食療

金黃芝麻
稀有品種

歐美習慣食用白芝麻，產量多、栽植面積分布最廣。吃起來味道甘甜，香氣溫醇，所含的油脂比例高，適合加工製成芝麻油。

亞洲人較常使用黑芝麻，產地集中於東南亞。香氣濃烈，含有較多的高纖維、礦物質，但油脂比例較低，適合直接用於食物料理上的增味賦香、點綴著色。

產地在中東、地中海沿岸，產量少，被中東人視為貴重物產。味道甘甜、香氣濃郁、油脂含量高，價格高於白、黑芝麻。除了直接用於食物料理上，近來也用於壓榨芝麻油。

· 算一算，心裡油數：5 公斤芝麻，可榨 2 公斤芝麻油。因此，1 公斤香油需要 2.5 公斤芝麻。

照比例換算，若購買香油的價錢很接近或低於芝麻價錢，當然買到的不可能是 100% 比例的純香油！

辨識真假芝麻香油

· 正品香由壓榨流程

小磨香油──用小石磨研磨、低溫生產製取，可分為蒸杯、水煮代法兩種。具濃郁顯著的麻油香，呈亮麗棕紅色，壓榨工序的溫度也會影響顏色。

機製香油──用機械法生產製取，以高溫 250℃ 壓榨，香味不如小磨香油，色澤發暗、較濁。有些會使用化學溶劑萃取，以提高殘渣出油率。

· 化學假香油勾兌陷阱

「芝麻油香精＋紅棕色色料」可以模仿出芝麻香味兒，而且照樣氣味香濃，光用聞的很難察覺真假。

· 專家破解「搓」字訣

以食指沾些許香油，然後用大拇指來回搓揉，再來聞手上的餘香，就可以分辨是純芝麻香油，還是用其他物質混合過的勾兌香油。

勾兌香油味──剛開始味道強烈，到後來就沒有什麼味道。

真正香油味──味道多層次、複雜，揮發速度較慢些，10 分鐘或半小時之後，依然有香油味道。

好油好好吃
芝麻大盜乾拌麵

材料

A. 花生醬 1/2 杯
　醬油 1/4 杯
　米醋 1/4 杯
　芝麻油 1T
　是拉差香甜辣椒醬 2T（泰式或越式辣椒醬）
　飲用水 1/4 杯
　薑 1T（剁碎）
　大蒜 3 瓣（切碎）
　紅糖 2T
B. 全麥扁麵條 1 盒（或任何麵食
　豌豆粉
　米線等都行）
C. 胡蘿蔔 1 杯（切絲）
　黃瓜 2 條（切絲）
　彩甜椒 2 個（切絲）
　蔥花末 1/2 杯
　香菜末 1/4 杯
　碎花生 1/4 杯
　白麻粒 1T

開始動手

1. 取一個中碗，將 A 全部攪拌均勻。

2. 把水燒開，將麵條煮熟。

3. 麵條放入大碗中，淋上醬汁，最後撒上 C 拌勻即成。

好油
好好吃

餐桌上的芝麻油

仙香奪人，為每道菜提鮮添亮點

最佳油溫範圍：冒煙點約 177℃
料理變化方式：炒、煸、熘、燴、燒

四川有名的擔擔麵、上海菜系的芝麻里肌、芝麻包、芝麻湯圓、湖南香酥鴨等等，都使用大量的白、黑芝麻入菜。許多菜餡、湯品起鍋前，廚師們也經常會淋上幾滴香油提味，可說是家庭和餐館必備萬用油！

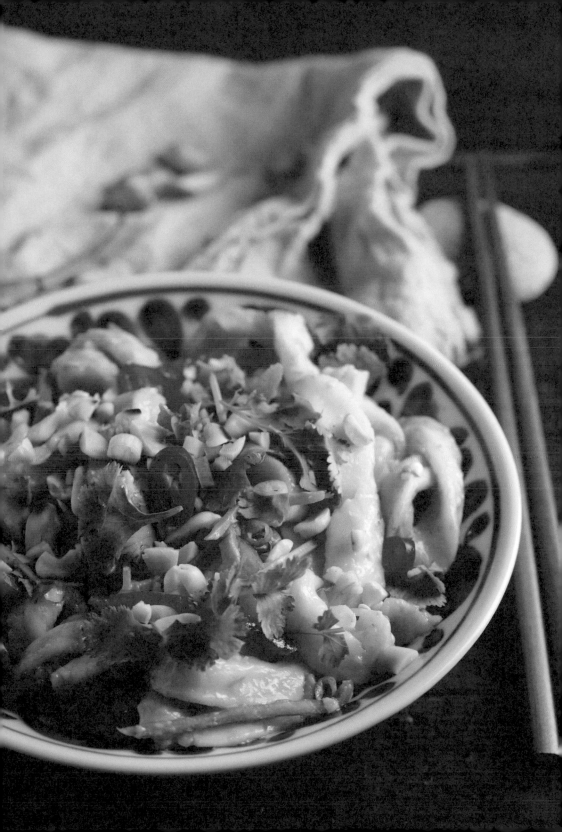

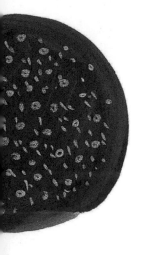

生活中的芝麻油

透析脂肪組織，深層排除重金屬

芝麻油用來進行美容、保養功能，需使用「冷壓未焙煎」的鮮油脂。透過芝麻油按摩，能將所有的毛細孔都打開，深層進入肌膚，輸送油液的保養物質至最底層。

除此之外，芝麻油中的脂肪伴隨物質會與重金屬物質結合，然後透過按摩方式一併將它們帶出，同時也能代謝掉脂肪組織裡面的有毒物質。

平常這些有毒物質會藏在脂肪組織裡，並且會降低細胞的活性，透過這種排毒作用，可預防老化，以及降低身體慢性疾病產生的危機，如免疫系統的衰弱、皮膚鬆垮，或是風濕性疾病等問題。相關保養效果如下：

‧組織修復、消炎作用
‧舒緩牛皮癬，濕疹症狀
‧滋潤日照風吹乾燥的肌膚
‧促進血循溫暖四肢
‧燒燙傷後期保養
‧葡萄球菌、鏈球菌、香港腳等皮膚抗菌劑

舒壓活血按摩油

每天以芝麻油按摩全身 3~5 分鐘，可以鎮定情緒的血清素、多巴胺等。也因為芝麻油會刺激血液循環，所以神經皮炎或皮膚發炎患者不適用，可用葵花籽油來取代。

延年益壽，黑髮、健齒、固筋骨

喜歡美食、注重養生的北宋大文豪蘇軾，正是熱愛芝麻的代表人物，除了寫下不少有芝麻入菜的食譜外，他吃大量的黑芝麻治癒痔瘡。

芝麻有益人體健康的營養價值，被中國人深深領受。在中國現存最早的醫藥專書《神農本草經》記載著：「胡麻，味甘，平。主傷中虛羸，補五內，益氣力，長肌肉，填髓腦。久服，輕身、不老。」明朝名醫李時珍在《本草綱目》中，也針對芝麻的療效、服用方式，做了一番深入仔細的說明：「芝麻補五內、益氣力、長肌肉、填髓腦、堅筋骨、療金瘡、止痛及傷寒溫虐大吐下後，虛熱困乏。久服輕身不老、聰耳明目，耐寒暑、延年！」

以現代分析，芝麻中特別引人注目的成分是「芝麻木酚素」，為一種珍貴營養的生理活性物質。每 1 顆芝麻僅含有 0.5~1%% 的芝麻素，取之不易，相當珍貴。芝麻油含有比例相同的油酸

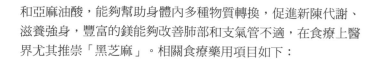

和亞麻油酸，能夠幫助身體內多種物質轉換，促進新陳代謝、滋養強身，豐富的鎂能夠改善肺部和支氣管不適，在食療上醫界尤其推崇「黑芝麻」。相關食療藥用項目如下：

・降低膽固醇、血壓、血糖
・強化肝臟、腎臟機能
・保健視力
・改善貧血
・幫助消化、潤腸通便
・舒緩氣喘痙攣不適感
・防止三叉神經經攣，降低偏頭痛
・改善更年期失眠問題
・抗衰老、增強記憶力

芝麻過敏，千分之一的休克風險

你知道全世界有 1/1000 的人口比例對芝麻、芝麻油過敏嗎？雖然機會不大，但過敏的症狀嚴重時，可能會造成致命的過敏性休克。可先少量食用測試自己身體的反應，確定無過敏不適，就能安心食用芝麻油和相關製品。

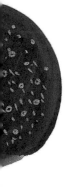

佛門芝麻療法

佛教《雜寶藏經》記載，摩訶羅向舍利弗求學祝願語，卻成癡人學舌，屢遭毆打。有一次摩訶羅被打後十分懊惱，胡亂地闖入芝麻地，踐踏摧折了芝麻，又被守芝麻者鞭打。可見，古印度時期已廣為種植芝麻。

佛陀還因感冒吃過阿難用芝麻、生薑煮的藥粥，並教導自己的信徒，經常食用芝麻以強身壯體。由於這個緣故，佛教的素菜就把芝麻作為常用食物，如芝麻豆腐、芝麻醬、芝麻茶等。

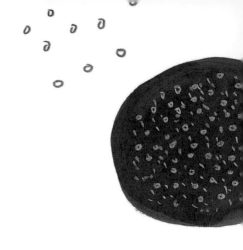

在眾多好油當中，木焙煎冷壓的芝麻油是最佳的療癒油脂，具淨化、排毒、舒壓功效，廣泛應用至少 5000 年。印度傳　醫學中，會利用清澈的白芝麻油為病人按摩，而《佛門醫術秘經》裡也有諸多關於芝麻療癒的記錄。

一頭牛換一粒芝麻的大貿易

曾有古埃及商人南下到尼羅河中游，與草原居民進行買賣交易時，品嘗到芝麻的香氣與風味後，願意用一頭牛交換一粒芝麻種籽，並將芝麻帶回埃及種植，芝麻從此落種在古埃及肥沃的沖積平原土地上，並被大規模栽培、生產，逐漸成為與鄰國部落往來的重要貿易商品。

生死都受用的芝麻油

古埃及人淋漓盡致地利用芝麻，將芝麻榨油，當作飲食烹調、醫療用藥、美容化妝的滋潤油，甚至用來製作木乃伊的防腐劑。

考古學家在古埃及金字塔及陵墓遺址皆發現芝麻；埃及豔后會在全身塗上芝麻油保養肌膚，而她使用的眼影，也依照當時埃及流行的化妝用法，以芝麻油調和孔雀石、方鉛礦磨成的粉末，塗在眼圈上加深輪廓。

中溫油

開心果油

Pistachio oil

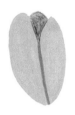

項目	屬性
果實產期	8~10 月初
口感氣味	微甜、堅果香
保存方式	置放於陰涼處
取油物理壓榨法	搖樹採集→烘曬→碾磨→壓榨
出油率與油色	出油率 86%，油色偏薄荷綠。

西域美饌，落入凡間的綠精靈

比歷史更古老的能量神木

開心果樹為世上最古老的堅果樹種，人類食用至少有 9000 年！最初源於大家熟知的美索布達米亞，這裡是人類文明的發祥地，締造現代文化的重要根基，包括文字發明、行政管理、天文學知識等。不過，可曾想過，當時這些兩河流域的古中東人，究竟愛吃什麼東西呢？原來，當年他們愛吃之物，正是我們過年幾乎必吃的零嘴—開心果。

古代波斯國王視開心果為「仙果」，因為波斯士兵經常會食用開心果，從而保持軍隊精力旺盛，連打勝仗。當時波斯牧民在游牧時，也必帶足夠的開心果才進行較遠的遷移生活。

開心果也稱喀什阿月渾子、阿月渾子、胡榛子、綠杏仁、必思答，後來演變出个少食用方法，國外會將開心果仁做果醬、冰淇淋、烘焙餅乾等；壓榨的開心果油有著溫潤、芬芳的氣息，滋味圓潤飽滿，可用於中溫烹調羊排、雞排或海鮮等；與蘋果醋或巴薩米克醋混合，即為簡單可口的沙拉醬汁；淋在烤魚或烤肉等炙烤料理，或是拌於義大利麵也很美味。此外，與蘋果、梨子等水果一起製成糕點，或是做成時下最受歡迎的開心果馬卡龍，絕妙滋味令人著迷！

目前開心果最大的生產國為伊朗，當地將開心果、開心果油大

量運用在飲食、烹調中，他們相信不僅可以讓食物味美，還能強身助性；無獨有偶，開心果樹也跟伊朗一樣奉行「一夫多妻」制！而且子孫成群。一頭霧水嗎？一起來看看開心果是如何成為令人驚喜連連的美味食材。

穿越時空，九千萬年前美味活化石

開心果樹雌雄異體，依靠風媒，而非蜜蜂傳粉，雄株生長花粉、雌株生長果實，非常特別。栽種到第 4~5 年開始結果，15~20 年為成熟高峰期！一般樹高可達 2~7 米高！

野生開心果樹據考生存在 4000 萬年前第三紀時期，最早出現在伊朗、阿富汗、甚至天山一帶，屬乾旱亞熱帶的古老樹種。公元前 6000 年左右，美索不達米亞人（今日伊朗及阿富汗一帶）開始栽種開心果樹、食開心果充饑、榨開心果油烹調。開心果穿越不同時空，歷經九千萬年的歷史變遷，現今還依舊存在，這種奇蹟世上不多見，開心果可說是美索不達米亞文化留給後人的「活化石」。

不僅平民百姓愛吃開心果，連皇室也迷上它。聖經曾記述一位著名的歷史人物—示巴女王，她在公元前 1000 年左右，統治示巴王國，今日東非至葉門等地，曾千里迢迢去耶路撒冷考驗所羅門王，結果仰慕他的才華下嫁於他，並生下一子。這位示巴女王從以色列鄰國亞述國嚐到開心果後，難以忘懷，深怕平民與她爭食，於是下令開心果為「皇室御品」，民間不得種植或私藏，一度造成市場上缺貨。

迷上開心果的皇帝，還有古巴比倫國王古尼布甲尼撒、巴拉丹二世等，在他們的皇室空中花園內，還開闢了一片土地，專門用來種植開心果。其後，開心果逐漸傳到埃及和敘利亞等地，《創世紀》曾提及猶太送禮去埃及的故事，其中之一就是開心果，可見其價值。因此，中東人視開心果為「上天的餽禮」。

開心果圓、橢、大主要三品種

開心果抗旱耐熱、喜愛陽光，生長季節平均氣溫必須為
24~26°C，但是特殊情況下，開心果夏季能抗 40°C 高溫，冬
季也能耐短暫的零下 30°C 嚴寒，可說生性十分強健。開心果
品種依外型分為三種：

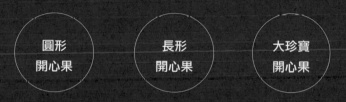

| 圓形開心果 | 長形開心果 | 大珍寶開心果 |

外觀類似榛果。花期早，易受霜害。

一長形開心果可分為三種常見品種：「阿克巴里」外型稍長，貝高經濟價值；「艾哈邁德」如長杏仁，味道跟其他開心果稍不同；「巴達米」形狀如一把小匕首，非常美味相當受歡迎。

珍寶開心果外觀飽滿圓大，是所有品種裡面最大品種。

波斯開心果醬羊肉排

材料

開始動手

A. 羊肉肩排 2 個（1 個約 1.5kg）
   蒜瓣 2 個去皮切片
   丁香 10 粒
   麵包屑 175 公克
   開心果 1 杯（剁碎）
   帶籽芥末 2T
   開心果油 2T
   雞蛋 1 個
   鹽適量
   現磨黑胡椒適量。
B. 生菜
   番茄
   黃瓜等
   6T 開心果油
   3T 蘋果醋
   蜂蜜適量
C. 餐包

1. 烤箱預熱至180度，羊肉去掉多餘的脂肪。

2. 羊肉切10刀間隔均勻勿切斷，約2cm深、長1cm，並在每個羊肩的上方，將大蒜片、丁香塞進每個縫隙，將羊肉放在一個大烤盤備用。

3. 將麵包屑、碎開心果、芥末、1T 開心果油和雞蛋混合，並用鹽、現磨胡椒調味。

4. 在兩個羊肉四周按壓步驟 3.，並塑形成一個殼面。接著淋上剩下的開心果油並置於烤箱烘烤 30 分鐘。

5. 從烤箱中取出，並將烤箱降低爐溫到 150 度。羊肉用箔紙稍微鬆散的包裹，進烤箱再烤 75 分鐘，或烤到自己喜愛的熟度。

6. 從烤箱取出羊肉，同時可將餐包放進烤爐中，羊肉稍稍冷卻 10 分鐘，食用時切薄片擺盤，將生菜置於羊肉旁淋上醬汁。

7. 餐包取出，可沾取淋醬食用。

● 小技巧

配餐的蔬菜可以選擇自己喜愛的當令蔬菜種類；麵包屑的取材，可以用家中剩餘的麵包搓碎；醬汁若酸甜度已足味，蜂蜜可免加。

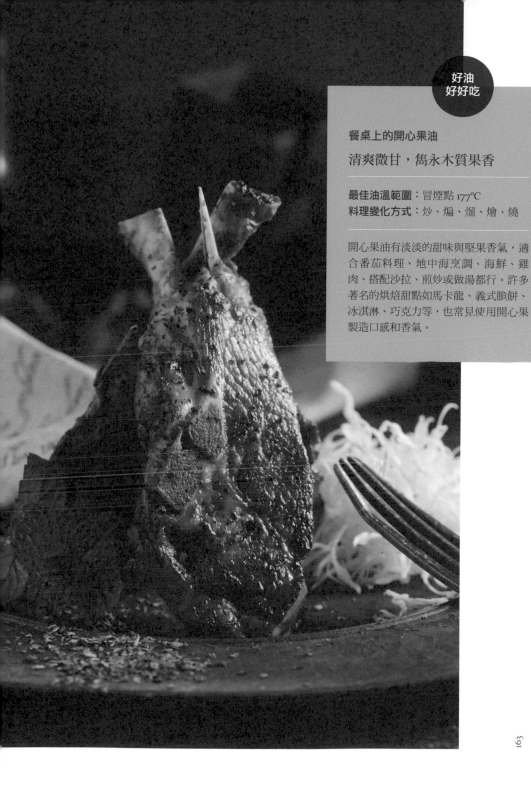

餐桌上的開心果油

清爽微甘，雋永木質果香

最佳油溫範圍：冒煙點 177℃
料理變化方式：炒、煸、熘、燴、燒

開心果油有淡淡的甜味與堅果香氣，適
合番茄料理、地中海烹調、海鮮、雞
肉、搭配沙拉、煎炒或做湯都行。許多
著名的烘焙甜點如馬卡龍、義式脆餅、
冰淇淋、巧克力等，也常見使用開心果
製造口感和香氣。

生活中的開心果油

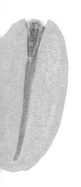

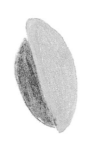

排鈉消水腫,回復易瘦體質

開心果油的鉀,可幫助排出體內過多的鈉。太多鹽分、加工食品是造成水腫的主因,大吃大喝一頓後,可多以開心果油做日常烹調,幫助排毒又美容!

開心果油含有堅果油類中非常少見的 β 胡蘿蔔素。β 胡蘿蔔素進到體內後,會變成維生素 A,有強化皮膚黏膜、防止肌膚乾燥的作用。開心果油也富含維生素 B6,可平衡女性荷爾蒙與雌激素含量,達到緩解煩躁心情、生理期不順等問題。想要擁有易 體質與光滑有彈性的皮膚,可以天天攝取。保養運用範圍如下:

・滋養老化肌膚
・緩解生理期不適
・強化皮膚抵抗力
・滋潤缺水乾燥、粗糙問題
・消除水腫,緊實身型

中標飲油食療＋缺水乾燥滋養油

每日可少量內服開心果油達到美容功效之外,也可外用做為天

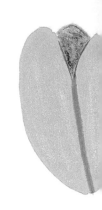

然保濕液，有效減少皮膚乾燥，因為開心果油含有豐富的維生素 E，能深層滋潤肌膚底層，有效治療皮膚乾燥和粗糙的問題。

拯救視力，抗輻射及黃斑病變

開心果由於含豐富的花青素、葉黃素，在古羅馬時期曾被用作天然的染色劑使用，也是民間的傳統食療良方，治療疾病包括牙痛、肝臟硬化等。

開心果的品種多，各具特殊的色彩，如黃殼、紫衣、綠皮、黃果仁等。其中紫紅色的果衣富含花青素；翠綠色的果仁則含有豐富的葉黃素，這些原花青素都具有降血脂、降血壓、抗癌、抗輻射等功能，對於電訊時代極具健康助益。其卓著的療癒用途如下：

· 壓力指數下降

開心果含豐富的鉀，可降低壓力賀爾蒙生成，幫助鈉排出體外。美國賓州州立大學研究發現：「開心果可降低日常生活的壓力衝擊」。參與這項研究的人血壓正常但有高膽固醇問題，當他們每日攝取 1 大湯匙的開心果油，但維持過去相同的生活方式，「壓力指數」仍然明顯都降低了。

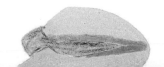

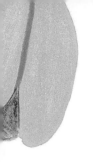

· 維持心臟健康

開心果豐富的精氨酸，不僅可緩解動脈硬化，降低血脂和壞膽
固醇，還能降低心臟病發作的危險，緩解急性精神壓力反應
等。

· 保護視力避免黃斑病變

開心果含有花青素、葉黃素、玉米黃素，不僅可以抗氧化，而
且對視網膜也很有好處，可保護眼睛細胞免受自由基的損傷。

· 減重食療控制

開心果油為單元不飽和脂肪，其中多半是油酸，含有一種稱為
油 乙醇胺的食慾抑制化合物，能延長人體再次感到飢餓的時
間。

· 預防糖尿病 II

開心果油含磷，磷可強制分解蛋白質，有助於調節體內的葡萄
糖水平。

· 活化造血機能

開心果能加速血紅蛋白生產、提高免疫力、改善脫髮、抗衰
老。

· 防治肺癌

美國癌症研究協會發現：開心果中的 γ 生育醇可降低肺癌的
風險，而堅果和粗糧等含維生素 E 的食物，可使吸菸者的肺癌
發病率下降約 20％。

一夫多妻子孫滿堂，果然「開心」

開心果樹為多年生的落葉果樹，跟我們人類一樣有男女之別，開心果樹也有雌樹和雄樹之分！樹農在栽種果樹的時候，需特別小心謹慎，把雌樹和雄樹之間的距離算準，才能受粉成功，結出上乘飽滿的果實。專家們發現，開心果樹跟樹之間的距離以 10 公尺最佳，並且採取「一夫多妻」制（雌雄比例為 10 比 1）最能確保子孫滿堂。

開心果樹在合適的生存環境下相當長壽，平均壽命可達 300~400 歲。目前世界上最長壽的開心果樹在伊朗，據推測已有 700 多歲！只是不知道「神木級」的開心果樹，結生出來的果實吃起來是否更為可口呢。

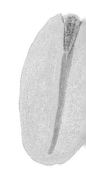

在過去 19 世紀前，市面上銷售的開心果多從中東進口，由於路程遙遠、顛簸，當開心果抵達時，外殼常會有擠壓痕跡，或殘留的污跡。進口商為了能掩蓋瑕疵、美化賣相，於是會將開心果塗上紅色，那並非開心果真實的色澤。

大熊貓主要以竹子為主食，但開心果香脆可口，同樣深得憨厚可愛的大熊貓們的喜愛，偶而餵食開心果嘉獎熊貓，能讓他們樂上好幾天。

開心果從外殼、果衣到內仁都擁有豐富迷人的色彩，時尚界也將這些天然的色譜融入設計的色彩元素中，如開心果綠、果衣紫等，都是當今熱門的流行顏色！黃殼、紫衣、綠皮、黃仁，時尚界曾吹起一陣開心果狂潮，從服飾、指甲、小家電、甚至染頭髮的顏色都跟著開心果快樂起舞。

中溫油

核桃油

Walnut oil

項目	屬性
品種	品種上百種，主要為兩大類： ・波斯核桃：美味薄殼、出油率高，最常栽培。 ・黑核桃：殼厚重、出油率低，商業栽種不普及。
口感氣味	具有強烈脂香核果味
保存方便性	冷藏可延長保存
取油物理壓榨法	採摘→乾燥→碾磨→輕烘焙進一步減少含水量→壓榨

饕客專享，宮廷殿堂與松露、紅酒齊名

從法國料理東進杭城名菜

核桃又稱胡桃、羌桃、波斯核桃。樹高可達 3.5 公，耐寒又抗旱，抗病能力強，能適應多種土壤生長。種植歷經 6~8 年才能開始結果，樹齡壽命可達 100 年，每棵樹能結 4000 顆左右的核桃果，可說是結實纍纍的多產植物。

法國堪稱世界的美食殿堂，料理講究優雅而精緻的烹飪手法，菜系除了沿襲宮廷風格的高級規格，也有來自鄉間的風土和歷史所孕育的地方菜。

法國的拉丁名稱為「高盧」，是法國的古老民族，主要以農、獵為業，直到現在，麵包、肉類、動物油脂，仍是法國正統飲食中重要的元素。烹調油脂除了使用動物油脂、大家熟知的橄欖油、奶油之外，其實，核桃油也扮演著許多地域性菜餚相當重要的角色。

公認生產最佳松露品質的西南部佩里戈、生產瓦許韓和孔得等知名乳酪的東部弗宏許、知名山羊乳酪產區夏朗德‧普瓦圖、紅酒知名產地勃根地等，核桃油在這些區域的烹飪中皆佔據重要的地位。

中菜使用核桃的歷史也相當悠久。浙江山清水秀、物產豐富、

佳餚美味,故諺曰:「上有天堂,下有蘇杭」,杭城名菜如西湖核桃油爆蝦、山核桃爆牛仔粒,以及核桃油炒肉丁、魚丁等,都將核桃視為必用的食材。

另外,中國第一位女皇武則天,也對核桃推崇有加,令御廚每日將核桃入菜料理、碾磨核桃油、核桃糊,並製成養生糕點。熱愛美食的饕客們,千萬別錯過了這一篇章。

來自波斯的馨香異果

核桃最初來自波斯,因此,核桃常被稱為「波斯核桃」。早在基督誕生前很長一段時間,核桃就被廣泛使用,並沿著亞洲和中東之間的絲綢之路進行交易,跟隨商人與旅人的腳步到了中亞、中國、希臘和羅馬等國。

在羅馬帝國的擴張時期,核桃被帶到北方,並展開海上貿易運輸,多虧核桃有堅硬的外殼保護,才得以在長途凶險的海運過程中完善的保存品質,順利地散布於世界各地。

80年代,曾發現一艘在地中海被打撈上岸的羅馬沉船,裡面有幾口裝滿核桃渣的雙耳油甕,見證了核桃油的海運航行史蹟。今日,法國多爾多涅佩里格地區、羅亞爾河谷一帶與義大義都有栽種核桃,但由於小規模種植、品質優異,因此價格極為昂貴。

番外水土,中原不服

從古文記載中得知,老祖先們早在2000多年前就開始食用核桃,核桃是西漢時期出使西域的張騫所帶回中原之物,所以又被稱為「胡桃」或「羌桃」。這段歷史記錄可見晉代張華所著的《博物志》:「張騫使西域,得還胡桃種」得以證明。但核桃這個被千挑萬選帶回來獻貢的奇珍異果,來到中國土地後,

卻因為水土不服，過了一大段適應不良的苦日子！最初，核桃被栽種在首都長安，氣候、土壤等地理環境不適合，栽種沒有成功；後來，改種於地理條件較適合的商洛山中，這才讓核桃順利生長，結出許多果實。目前中國有新疆栽種的大核桃、臨安栽種的山核桃等，但產量並不多。

堅硬外殼，保鮮零氧化

核桃樹的葉片邊緣為鋸齒狀，花為穗狀花序，結成的果實在綠色果皮包覆下，形成一層堅硬厚實的核桃殼，把核撬開，可見裡頭兩瓣肥厚的子葉，肉質多油，即為核桃仁。

核桃成熟時，外部綠色果皮會自然開裂，這時就可以收集核桃了。綠色果皮所含的汁液遇到空氣後會氧化變黑，如果用手去掰果皮，會使手沾黑不易洗掉，附著力極強。等果皮乾燥後，這層肉質組織就會變成乾枯的纖維狀。

一般採收核桃後，通常都會將青果皮去除，帶殼的核桃放置幾個星期，可脫水乾燥至 2~8％的水分含量，如此一來，低水分含量可以延長保存期，儲存過程中因為有殼的保護，也能使內仁核不變質、不油耗。

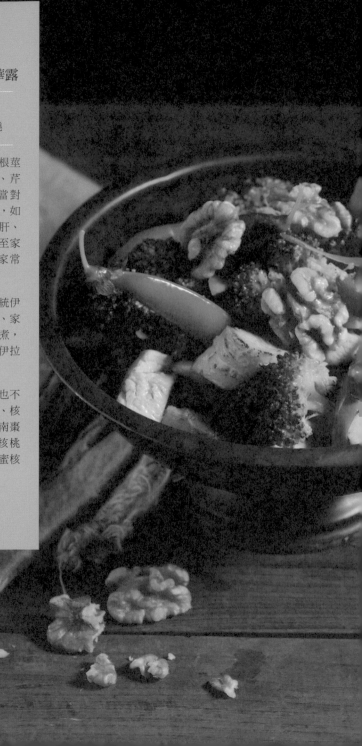

餐桌上的核桃油
鄉野菜、煎鵝肝平貴同享精華露

最佳油溫範圍：冒煙點 165°C
料理變化方式：炒、煸、熘、燴、燒

核桃油特殊的堅果香味，特別適合根莖
類的蔬菜料理，與彩椒、花椰菜、芹
菜、四季豆或是起司、海鮮也相當對
味。在法國許多盛產核桃油的產區，如
普雅圖家鄉菜、佩里戈的松露、鵝肝、
肥鴨、鴨脯、蘑菇等美食佳餚，甚至家
庭主婦們也常使用核桃油來烹調家常
菜！

至於核桃的原產地波斯，著名的傳統伊
朗燉菜也必定使用核桃油、核桃果、家
禽（鴨或雞）、紅石榴糖漿一起熬煮，
此道食譜相當受到歡迎，並流傳至伊拉
克與阿塞拜疆等地。

核桃烹煮料理美味可口，製成糕點也不
遑多讓，起司核桃麵包、焦糖核桃、核
桃巧克力布朗尼、核桃咖啡蛋糕、南棗
核桃糕等膾炙人口的經典甜食，核桃
從不缺席。中東也喜愛將核桃漬成蜜核
桃，使用於不同的甜點中！

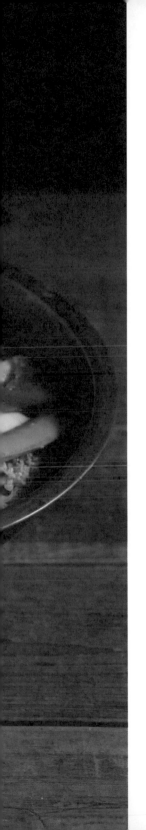

好油好好吃

核桃燴拌時蔬香雞

材料
雞胸肉 2 塊（去骨、去皮）
番茄醬 1/4 杯
醬油 2T
太白粉 2t
麻油 1t
薑末 IT
核桃掰大塊 3/4 杯
綠花椰菜 1 株
甜豆適量
彩椒少許
鹽和胡椒粉適量
蒜片適量
核桃油 3T

開始動手

1. 花椰菜分成一朵朵，並先將花椰菜、甜
   豆用鹽水氽燙、冰鎮備用。

2. 雞胸肉切適口大小，並放在一個大碗裡
   加入番茄醬、醬油、太白粉、麻油、薑
   末，稍微攪拌備用。

3. 在炒鍋中放入核桃油、雞肉不斷翻炒至
   熟透，先盛出備用。

4. 鍋中加入蒜片與甜椒炒熟，最後加入核
   桃、雞肉回鍋拌炒，以鹽和胡椒調味即
   成。

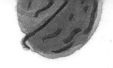
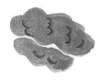

生活中的核桃油

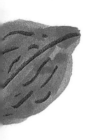

調節荷爾蒙，刺激皮膚細胞再生

核桃油成分中的亞麻油酸和 α 次亞麻油酸以完美比例組成，是十分珍貴的油脂，能促使油脂代謝正常、幫助皮膚的再生機制、調節體內荷爾蒙。對於皮膚保養作用如下：

・促進油脂正常分泌
・幫助皮膚細胞新生
・滋潤乾燥缺水膚質
・改善脫皮、起屑肌膚

天然退黑激素・補腎又健腦

核桃含有珍貴的多種微量元素及人體必需脂肪酸，能使各種分泌激素及大腦活力充沛！現代醫學研究認為：核桃中的磷脂，對腦神經有良好保健作用。另外，核桃也含鋅、錳、鉻等人體不可缺少的微量元素。在人體衰老的過程中，人體鋅、錳含量日漸降低，核桃是極佳補充來源；而鉻較少被醫界討論和重視，卻有促進葡萄糖利用、膽固醇代謝和保護心血管等重要功能。

在中國，核桃堪稱抗氧化之王，其藥用價值也出現在許多歐洲

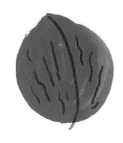

醫學論文，第十二世紀的德國醫療手冊即人力讚譽核桃可治療
許多疾病，甚至包括性陽痿。相關療癒作用包括以下範圍：

- 舒緩類風濕性關節炎
- 預防冠心病、中風
- 促進肝、膽、肺健康
- 強腰補腎
- 改善性無能
- 緩解喘咳
- 放鬆神經改善失眠

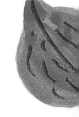

富含卵磷脂，腦神經重要保健品

希臘人稱核桃為「細胞核」或「頭」，因為核桃殼模樣像是人
類的頭骨，內仁核與人類大腦相似，所以有吃核桃補腦的說
法。事實上，核桃確實含大量補腦益智的營養成分，卵磷脂對
腦神經有良好的保健作用，非常適合生長發育期的孩子、孕婦
和高腦力工作者食用。

天然退黑激素助安眠

核桃油非常抗氧化，能改善人體退化狀態，包括現代許多人夜
晚難以入睡的問題。美國德克薩斯大學研究顯示：核桃是退黑

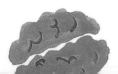

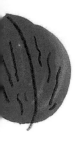

激素的天然來源，更棒的是易於人體吸收。退黑激素是由大腦松果體生成的賀爾蒙，接近睡眠時便開始分泌，半夜達到高峰。退黑激素可延緩老化、預防心臟病、糖尿病及白內障等慢性疾病。

鄉婦的雜糧粥，武則天的回春藥

1300 多年前，「武則天」於 67 歲登基，將「唐」改國號為「周」，為中國唯一一位女皇帝。登基之後，因感念一位早年失散的民間恩人，特別差人打聽並招她進宮，兩人數十年未見，照推算這位恩人應已是年近六旬的老婦。不料殿前一見，令武則天大感吃驚，只見婦人容貌看起來比實際年齡少了十餘歲！這婦人並非富貴人家，且經年在山野裡勞動耕作，怎麼會有如此養生駐顏之效？

婦人回答：「窮鄉僻壤、貧瘠度日，無養生之暇，僅採拾山核桃拌些雜什穀類，每餐煮粥裹腹而已。」武則天聽畢，立即派人採回大批山核桃，囑咐太醫與御廚研究調製，加上紅棗、桂圓、麥芽等食材熬煮棗泥核桃糕、核桃糊等。武則天在 80 歲高齡時仍齒髮不衰、豐肌艷態，保持青春般的容貌，享壽 82 歲，為中國歷代第二長壽之皇帝！

核桃油的魔術

木製傢具質感好，但經常一不小心就會刮傷。這時候只要取顆核桃在刮痕上塗抹，讓油脂可以滲入刮痕中，再用軟布將油漬擦乾淨，刮痕就會淡化許多囉！

核桃油也可以當成木製家具或藝品的保護油，也適合做為接觸食物的木製餐具外面那層油膜，或是生產過程中的潤漬之用，

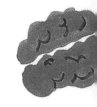
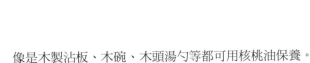

像是木製沾板、木碗、木頭湯勺等都可用核桃油保養。

植物墨水與染料

核桃的果皮跟空氣接觸後會變成黑色，因此，早期曾被用來製造書寫或繪畫的墨水原料，以及棕色織品的天然染料。在傳統的羅馬和在中世紀歐洲，還被製成染髮的染劑原料。

核桃油因為乾的很快，不會留下黃色的印子，是油畫用來稀釋顏料的好調色油，在文藝復興時期，受到許多畫家愛用，包括達芬奇、倫勃朗等。如今，亞麻籽油和大麻油由於有更好的保存功能，逐漸取代了核桃油。

僧侶間的不傳食療

教會對於可增強繁育能力的油品和食物接受度都不高，海德格·凡·畢就曾指責核桃是淫欲的象徵。這也意味著，早年人們已知道核桃具有絕佳的抗老化作用，甚至能使用在性無能者的醫療上。

揉手核桃健身器

「揉手核桃」源於漢隋、興於唐宋、盛於明清，可說是古代的掌中按摩器。核桃球殼表面凹凸不平的疙瘩，藉由在掌心來回滾動、刺激，可活絡手掌的經絡穴位，達通六經、強化內臟、調和陰陽之氣。古人云：「文人玩核桃，武人轉鐵球。」文玩核桃的玩法有很多，其中包括揉、搓、壓、扎、蹭、磨、滾。北京故宮博物院珍藏的清宮遺存文物中，有十餘對大小不一的「揉手核桃」，至今保存完好。

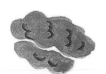

中溫油

花生油

Peanut oil

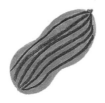

項目	屬性
口感氣味	・生榨：淡淡花生味兒。 ・熟榨：強烈明顯花生味兒。
保存方式	置於乾燥陰涼處
取油物理壓榨法	採摘→日曬→帶殼焙炒→碾碎→蒸煮→壓榨
出油率與油色	出油率33~42%。生榨未烘焙油色為淺橙黃色；熟榨烘焙為深橙黃色。

亞洲菜系大鳴大放第一香

全球 2/3 的花生都變成了油

花生的英文雖然也叫堅果，但其實不屬於堅果類，而是豆科植物的一種，也稱為黃花生、南京果、落花參、落地松、地豆、土豆等。歐美國家喜愛將它碾磨成醬來塗抹麵包、製作糕點；但在亞洲如中國、東南亞國家，卻喜愛花生油液特有的香味，常在烹調料理中作為煎、炒用途。

花生為一年生作物，最高能長到 70 公分高。花朵凋謝後，花莖會自然地垂到地面，並在那裡長出莢果，每條豆莢裡會有 2~6 個小果仁。全世界大約 2/3 的花生作物被壓榨為花生油，大約佔世界食用油量 8%。

中國八大菜系粵菜特用油

花生油雖然有濃郁的堅果香氣，卻可以百搭各樣食材不搶味，烹調過後還能滲透出食材原本的味道，使菜餚更香。中國八大菜系之一的粵菜，廣東廚師就擅長將花生油入菜烹調，令人食指大動的經典佳餚如鹹蛋蒸肉餅、東江瓤豆腐、椒鹽蝦、蝦膠瓤魚肚等。

早期台灣家庭也習慣使用花生油來炒菜和製作米食，如艾草

糕、菜粽、油飯、紅豆沙泥等;其它像是寮國、越南、柬埔寨甚至是英、法等國家,花生油也是廚房常見的烹調食用油。我們對花生、花生油都不陌生,這種油少說人類已使用千百年歷史,但是,花生的身世卻一直是個未解之謎,此話怎說,稍後馬上揭曉。

身世不明,中國、南美洲搶認親

花生的身世來源一直是個未解之謎,目前有源自南美洲與中國的兩種不同說法:

有人認為,花生應該是原產南美巴西、秘魯和玻利維亞南部、阿根廷西北部以及安第斯山麓拉波拉塔河流域一帶。自從 1492 年哥倫布發現新大陸後,花生從南美洲傳入西班牙乃至歐洲;16 世紀初再傳至非洲和亞洲;繼而從南洋群島傳到中國。 這是有關花生身世和傳播路徑的一個推論。

《辭源》引《福清縣志》云:「花生,本出外國,昔年無之,蔓生園中,花謝時,其心中有絲垂入地結實,故名。」公元 1695 年張璐《本經逢原》裡說:「長生果產閩北,花落土中即生,從古無此,近始有之。」以這些記載來看,似乎也認為花生並非中國古傳之作物。

花生起源尋根中國

依據一些史料記載,有些人認為中國才是花生的起源地。14 和 15 世紀中期成書的《飲食須知》、《滇南本草》,這兩部書是世界上記載花生最早的文獻。

歷史資料中,16 世紀初葡萄牙及歐洲的花生是從中國傳過去的,歐洲稱花生為「中國堅果」。日本從中國引進花生後,稱花生為「南京豆」或「唐人豆」。

1992 年，考古學家在陝西咸陽漢景帝陵墓的文物中，發掘出帶殼與脫殼的花生果十幾顆，說明了中國種植花生已有 2000 多年。

除此之外，1958 年和 1962 年，分別在浙江吳興縣錢山漾，以及江西修水縣山背地區，兩處原始社會晚期的古遺物中，也發現有炭化的花生種子，距今歷史有 4700 多年，這比秘魯出土的陶器時代還要早 900 多年。

以上這兩種發源地的認定分歧，其中是否因為品種關係，或是稱謂不同造成誤解，這未解之謎，一直是植物學史上的遺憾。

目前，中國花生種植分佈已經很廣，幾乎各地都有，主產地區為山東、遼寧東部、廣東雷州半島、黃淮河地區，以及東南沿海的海濱丘陵和沙土區等。

火油處處香，台灣油車間繁盛期

當初漢人入墾台灣，也將花生帶入台灣栽種，成為台灣長年來主要的雜糧作物之一。當時種植花生主要用途是榨油，作為點燈的燃料，之後逐漸普及至食用。

花生油在閩南俗稱「火油」，顧名思義是「升火的油」，《重修福建台灣府志》即記載花生的用途「用於醡油，可代蠟」。落花生榨油逐漸盛行始於清乾隆中葉以後，從朱景英《海東札記》載稱得知：「南北路連隴種土豆……榨油之利尤饒，巨桶分盛，連檣壓舶販賣運，此境是資。」可見當時花生油榨取量多、獲利頗豐，並促使中部地區的「油車間」（榨油坊）林立，繁盛時期一度多達數百家。

火油麵線佐墨西哥甜辣醬

甜辣醬配料
水 3/4 杯
醋 1/4 杯
糖 1/2 杯
鹽 1 t
蒜 3 瓣
墨西哥塞拉諾辣椒 2 條（去籽）
太白粉水（1T 太白粉溶解於 2T 的水中）

麵線煎餅配料
麵線 2 份
開水 5 杯
胡蘿蔔 1 杯（切絲）
蝦米 1T
切碎的蔥花半杯
薑末 1t
花生油 1T
雞蛋 2 顆

開始動手

1. 甜辣醬材料以攪拌機打細，並倒入鍋裡煮沸後，
   加入太白粉水攪拌均勻，離火預留待用。

2. 取一大碗倒入開水，將麵線浸泡軟化 10 分鐘後瀝
   乾。

3. 將麵線用廚房剪刀稍微剪短，放入蝦米、紅蘿
   蔔、蔥、薑、花生油、打好的雞蛋等拌勻。

4. 在平底鍋內刷上薄薄的花生油，抓一團麵線放入
   鍋中，用鍋鏟壓扁麵線，煎至兩面金黃酥脆，盛
   出淋上甜辣醬佐味品嘗。

● 小技巧

台灣風味的麵線也可換成米線，在超市進口貨品區或是越南、印尼商店就能買
到，必要時可使用油麵代替。食譜材料中若買不到墨西哥塞拉諾辣椒，可用一
般辣椒代替，或是購買市售甜辣醬，如越南是拉差香甜辣椒醬、泰國辣椒醬等。

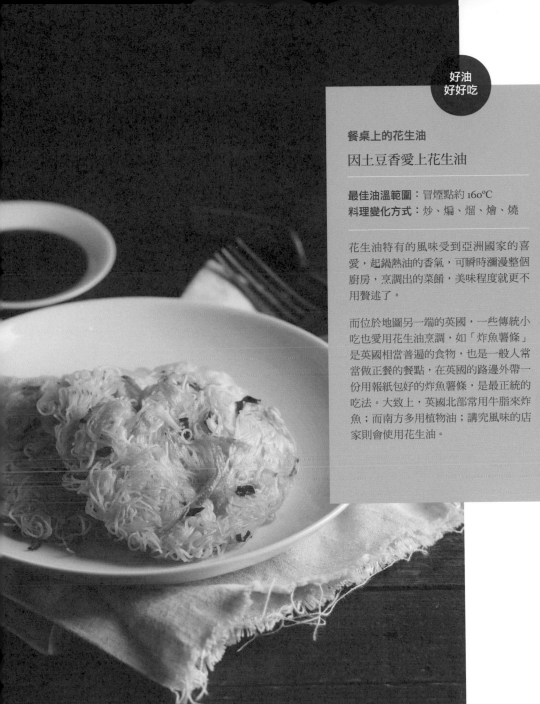

餐桌上的花生油

因土豆香愛上花生油

最佳油溫範圍：冒煙點約 160°C
料理變化方式：炒、煸、熘、燴、燒

花生油特有的風味受到亞洲國家的喜
愛，起鍋熱油的香氣，可瞬時瀰漫整個
廚房，烹調出的菜餚，美味程度就更不
用贅述了。

而位於地圖另一端的英國，一些傳統小
吃也愛用花生油烹調，如「炸魚薯條」
是英國相當普遍的食物，也是一般人常
當做正餐的餐點，在英國的路邊外帶一
份用報紙包好的炸魚薯條，是最正統的
吃法。大致上，英國北部常用牛脂來炸
魚；而南方多用植物油；講究風味的店
家則會使用花生油。

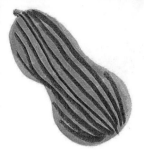

生活中的花生油

終結頭皮屑，專治頭部皮膚問題

花生油含大量的油酸和次亞麻油酸，以皮膚醫學的角度來看，非常適合用來抗頭皮屑和淡化頭部傷疤。適用範圍如下：

- 滋潤乾燥肌膚
- 促進血液循環
- 改善頭皮屑
- 淡化傷疤

・頭皮清爽精油配方

材料配方：花生油1湯匙、茶樹精油數滴、檸檬汁少量
保養方式：花生油中滴入幾滴的茶樹精油、少量檸檬汁混合，按摩頭皮並停留 2~3 小時，再用洗髮精和清水沖洗乾淨，可有效治療頭皮屑。

・乳痂傷疤軟化油

嬰兒或大人頭部、臉上有乳痂時，使用花生油按摩局部，可以軟化並逐漸淡化痕跡。

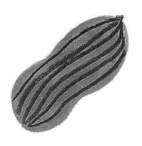

· 舒緩按摩油

花生油可做為按摩油或乳霜前的基底油，促進血液循環和吸收效果。另外，花生油也能緩解關節和肌肉疼痛。

※ 需注意，油性肌膚不適用！一般膚質按摩可以選用未烘焙過的花生油為佳（若無法取得，一般烘焙過亦可）。

脾胃調養、潤腸逐蟲

花生仁‧果殼‧葉‧莖‧油均可入藥。《本草綱目拾遺》中提到花生有悅脾胃、潤肺化痰、滋補調氣等功效，適用於營養不良、脾胃失調、咳嗽痰喘、乳汁缺乏等症狀。花生油所含的多種抗衰老成分，能延緩腦功能退化，解積食，白藜蘆醇、單元不飽脂肪酸有益心血管健康，β 谷固醇能預防癌症，熟花生油能祛除蛔蟲。平常每日吃幾顆花生有益健康，但勿大量食用。相關療癒功能如下：

· 心腦血管保健
· 預防大腸癌、前列腺癌、乳腺癌
· 補脾潤肺
· 治療蛔蟲性腸梗阻

※ 花生屬豆科，有痛風者使用花生油烹調需節制用量。

黃麴肝毒的致癌性

花生最危險的是發霉問題，黃麴毒素非常容易生長在花生果上，尤其台灣屬海島型氣候，常年高溫潮濕，極利於黃麴毒素繁衍。若花生在成長及原料處理保存階段，受到土壤及空氣中黃黴菌污染，就可能含有黃麴毒素，在購買、保存上都須留意。

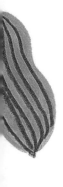

黃麴毒素具有很強的肝毒性和致癌性，世界衛生組織已於 1987 年將黃麴毒素列管為第一級致癌物。1960 年，英國 10 萬隻火雞餵食遭黃麴毒素汙染的飼料，導致全數死於肝炎；非洲的小孩童罹患肝癌的機率偏高，也歸咎於黃麴毒素。黃麴毒素在熱帶潮濕地區很普遍，不只花生有危險，也可能污染各種穀物，如米、玉米、小麥和各種堅果。

迷思 Q：採收後或低溫冷凍儲存，可以防黃麴毒素嗎？

A：是的，低溫、乾燥環境都不利黃麴毒素生長。

迷思 Q：網路傳言：聽說香菜可以抗黃麴毒素？

A：不行。黃麴毒素屬脂溶性，非常難以代謝，香菜並無法消除黃麴毒素。

迷思 Q：買回家的花生油，儲存過程中會產生黃麴毒素嗎？

A：因為油中沒有水分，真菌在油中不可能生長。但若花生原料原本就出問題，有黃麴毒素，那就早已殘留在油中，所以油品的原物料來源是關鍵。

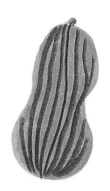

離奇花生過敏死亡案件

花生會引起極為罕見的過敏症，包括血壓降低、面部或喉嚨腫脹、阻礙呼吸，甚至導致休克等。2005 年，加拿大一名對花生過敏的女孩，在與吃過花生醬的男朋友接吻後休克死亡。死因是男方在 9 個小時前，吃過幾片抹花生醬的麵包。

研究花生過敏症的專家卡根指出：這宗意外實屬罕見。但是真有特殊體質者，必須特別篩選花生相關製品，甚至避免食用。

吸飽地氣的黑暗能量果

花生是世界上結果習性最奇特的一種植物，地上開花、地下結果，1502 年《常熟縣志》曾記載花生的栽培和生長特色：「三月栽，引蔓不甚長，俗云花落在地，而生子土中，故名」。花生的果實要在黑暗的環境裡才能長大，因而也稱為落花生、落地生、地果、地豆。

美國每年約食用 3 億公斤的花生醬！他們將花生醬塗抹三明治、做糕點、糖果，甚至包裹在蘋果外層、芹菜、紅蘿蔔棒蘸食花生醬等，吃法千奇百味。平均每個孩童在上大學之前，會吃掉約 1500 份的花生果醬三明治。

民間流傳著許多花生治病的驗方，如將花生仁用醋浸泡 7 日（浸泡時間越長越好），每晚睡前嚼服 7、8 粒，連服 7 天為一療程，高血壓患者血壓可降至正常值。將果殼洗淨泡水代替茶飲，每次 50~100 克，用於降低血壓、調整血中膽固醇與冠心病的作用。

這些民俗療方因為時代背景、飲食內容和個人體質差異已不見得適用，建議勿貿然實施，必須諮詢專業醫師。

聽過「沾黏上顎恐懼症」嗎？

除了怕蟑螂、蜘蛛外，還有人怕鳥、怕高、怕蓮藕甚至怕扣子，人的恐懼無奇不有。吃三明治時，如果醬抹得較多，花生醬常會沾黏在上顎，讓人清理口腔很麻煩，雖然不是什麼大事，有人卻因此感到極度恐慌！快要窒息了、怕死了！醫學上有個專有名詞描述此病症，稱為「花生醬沾黏上顎恐懼症」。

中溫油

黃豆油

Soybean oil

項目	屬性
品種	依種皮顏色分五大類：黃豆、青豆、黑豆、其他色豆、飼料豆。
口感和氣味	溫和豆奶味
保存方便性	置於陰涼處
取油物理壓榨法	採收→豆莢充分曬乾→脫粒→碾磨→壓榨
出油率與油色	出油率約 15~20%，油色偏黃帶綠色。

中華廚房食蔬豆菜的老相好

千絲萬縷，飲食文化愛相隨

黃豆是源於中國的豆科農作物，在中國有著悠久的種植歷史，我們與黃豆千絲萬縷的情感鏈接，除了體現在日常生活中的飲食點滴外，黃豆提供豐富的蛋白質取代肉類，得以讓中國的漢地佛教順利遵守食素戒律，兼顧身體健康，等同於大力支持了中國人素食傳統1000多年。

黃豆也稱為大豆，豆仁藏在有毛的莢果裡，一般3~5個莢果長在一起，長約3~8公分，莢果內多半會有2~4個種子。中國黃豆育種採用系譜法選育後代，以品種間雜交 主要方法，一般來說，回交法對提高品種的抗病性效果良好。

現今種植的黃豆，是從中國野生黃豆通過長期定向選擇、改良馴化而成的品種。由於黃豆吸濕性強、易生霉，所以在儲存時需要保持乾燥、低溫，避免發霉和黃麴毒素的侵襲。

同種油烹調同類菜，和諧襯味

一粒黃豆，可以昇華、轉化為豆製品、豆油，走上千家萬戶的餐桌上，自古一般賣菜羹飯的小店，或是市井小民的家常菜，多以豆油烹煮豆腐、豆皮等豆類製品，祖先們早已發現同種油

烹調同類菜餚，味道濃郁又渾然天成的道理。宋代才華洋溢且閱歷豐富的文學、書畫家蘇軾，在他記錄的《物類相感志》當中就曾提到：「豆油煎豆腐，有味。」

天然壓榨的黃豆油，有著大豆清雅的豆奶香味，跟著豆製菜餚烹煮、拌炒時，兩兩相襯、相濡以沫，就美味與營養上的豐富性，既是味覺的饗宴，也帶來一種暖暖的幸福感。

根在中國，全球火紅的基改作物

在中國幾千年的農耕史中，黃豆一直佔據著重要的地位。在已知的豆科植物裡，黃豆蛋白質最豐富，也是最經濟的食物來源，因此，黃豆不僅是素食者仰賴的主要蛋白質來源，跟一般人的日常生活也是密不可分，從清晨的豆漿到三餐的豆腐、豆花、醬油、豆瓣醬等，豆食文化已深深烙印在華人生活的每一部份。

黃豆起源於中國，也是最早被中國馴化、種植的作物，學者大多認 原產地是雲貴高原一帶，栽培歷史有 5000 多年，古稱菽或荏菽，新石器時代遺址中就有許多殘留物。中國最早一部《詩歌》及《詩經》，收有西周時代的詩歌 300 多首，其中多次提到菽，如「中原有菽，庶民采之」等。中國考古工作者在 1959 年於山西侯馬發現黃豆粒，據測定為戰國時代遺物，這是迄今為止世界上發現最早的黃豆出土文物，現展於北京自然博物館植物陳列室中。除此之外，長沙出土的西漢初年馬王堆墓葬中，也有發現黃豆、赤豆等。

春秋時，菽被列為五穀或九谷之一；戰國時，菽、粟並稱，居五穀、九谷之首。黃豆在糧食供應中的地位也與其特點有關，《氾勝之書》指出：「大豆保歲易為，宜古之所以備凶年也。」這一特點正好適應了耕作技術相對落後的先秦時代。到了宋代，為了在南方備荒，在江嶺南、荊湖、福建等地推廣粟、麥、黍及豆等，促使黃豆的種植進一步發展。

與此同時，東北地區的發展迅速，據《大金國志》記載，當時
女真人日常生活中已「以豆為醬」。清初由於大批移民遷入東
北地區，使東北成為現今黃豆主產區，其中黑龍江有著中國最
肥沃的黑土地，這裡的收穫雖然急促而短暫，卻能出產最好的
黃豆品質。

黃豆豐富的再製品

大豆的利用方面，在漢代以前主要做為食糧，但是煮熟的黃豆
無法引起人們的食慾，且易使腸胃大量脹氣，早期的境遇一度
尷尬，聰明的祖先們於是想到利用黃豆轉化成豆腐、醬等豆製
品。

從漢代開始，用豆製成副食的記載逐漸增多，主要有豆豉、
醬、醋。《史記·貨應列傳》指出當時通都大邑中已有經營豆
豉千石以上的商人，其富可「比千乘之家」。《齊民要術》還
引述《食經》中的「作大豆千歲苦酒法」（苦酒即醋）。而至
西漢時期，淮南王劉安傳聞發明了豆腐，明確的記載始見於
五代末至北宋初陶谷的《清異錄》：「當時邑人呼豆腐為小宰
羊。」可見得黃豆的烹調、再製方法和風味已越來越多元，中
華的飲食文化也隨之更加蓬勃發展。

油渣與餅粕再利用

黃豆榨油的記載，始見於北宋《物類相感志》，除了取用豆
油，祖先更知道製作豆腐、榨油的副產物豆餅和豆渣仍含有豐
富營養，可以做為肥料和飼料，因此成為榨油坊主要的副產
品。清初豆餅已為重要商品販售流通，清末更遍及全國，並有
相當數量的豆餅出口。

裨益人體,超級綠肥植物

大豆適合溫暖氣候,在台灣主要有春、秋兩作,其中 8 月下旬的秋作,尤其適合台灣環境。種豆好處多,大豆在栽培時做好田間管理,可降低病蟲害、減少農藥使用,還能增加土壤肥力,根瘤菌能和黃豆共生,將空氣中的氮素固定,植株分解回饋氮素到土壤中,這種「氮素」正是植物最基本需要的養分。

因此,農地在休耕期間,種植綠肥黃豆可以增加土壤肥分,讓未來栽種其他植物時,土壤能夠提供足夠的養分,使作物生長得更旺盛。

台灣栽種的黃豆,在價格競爭力上不敵進口黃豆,市面上高達 98% 均為舶來品,另外還有基改黃豆、飼料級黃豆流通混雜於市面上,在購買時一定要慎選。

市售黃豆油壓榨、精煉比一比

・天然壓榨

天然黃豆油使用黃色豆類品種壓榨,有著明顯的豆奶清香味。適合沙拉、蔬菜(特別是菠菜)或豆類食品、穀物料理。

・精煉調配

目前世界上產量最高、使用最普遍的多為精煉調配油,一般俗稱大豆油、沙拉油等。由於經濟實惠,廣泛使用在食品加工,也用於生產甘油、油漆、肥皂、橡膠代用品、塑膠、大豆印刷油墨、防蟲液等。

揭開基改黃豆的迷思

今日，黃豆油佔全世界食用油比例達65％左右，但遺憾的是，超過一半被氧化、精煉過；另一個健康隱憂，則是基因工程改造後的「基改黃豆」。

依照農委會的統計：黃豆在台灣的消耗量，比兩大主食「稻米」和「小麥」加起來都還要多。但台灣每年其實生產量有限，高達98％都是進口黃豆，而進口的九成以上為基因改造黃豆。

基因改造黃豆中，80％做為食品加工業及精煉大豆油，剩餘豆餅作為畜牧業的飼料；20％則是直接供做食物消費，如豆漿、豆腐、素雞、豆乾等。

成長53% 的基改農藥量！

基改作物對健康的危害與否，至今尚未有一個確切的定論，但很明確的是：世界基改作物的農藥有逐年提高的趨勢，尤其是黃豆。

基改黃豆的目的主要在於抗蟲害，基改作物本身可以產生殺蟲的毒蛋白，所以無需另外用殺蟲劑；但是，基改作物可以忍受除草劑而繼續生長，鼓舞了農民對除草劑的大量使用，農民只要種植基改黃豆，便可使用直升機或大型農機大量噴灑除草劑，整個田區的雜草都會枯死，唯黃豆獨活。

大量噴灑除草劑的結果，使得雜草也變種，發展出抗藥性的超級雜草，逼使農民使用更多劑量的農藥。據美國農業部調查數據，自2000~2006年，美國黃豆田的農藥（嘉磷塞）用量成長了53%。

殺戮農場與帝王斑蝶的哭泣

曾有紀錄片《殺戮農場》揭露了這起殘酷的事實:巴拉圭的黃豆田因大量噴灑嘉磷塞除草劑,水源遭受汙染,導致周邊居民發生皮膚潰爛、嘔吐、痢疾、眼盲等病變,並導致孕婦流產或生出畸形兒,當地人只好離開家鄉,在都市邊緣掙扎求生。而大量除草劑的噴灑,也導致了當地生態的長久破壞。

除此之外,美國中西部原本有大量帝王斑蝶遷徙的自然景觀,但因為種基改作物,噴了太多除草劑,將田地外的雜草一起殺光了,當帝王斑蝶最喜歡吃的馬利筋這類食草植物消失,斑蝶量自然也驟降。

除了環保問題,另外,不只一篇的國外報告顯示,比起天然非基改黃豆,基改黃豆的異黃酮含量明顯偏低。而異黃酮正是黃豆最為人稱道的防癌成分。

少吃肉可以減少排放二氧化碳、緩解全球糧食危機;然而,拒吃基改作物,不僅免除讓健康陷於未知風險,也是對大地充滿感激與敬愛的體現。因為大地是為人類和動植物生產食物的基盤,傷害它,毒化它,人類也將也自食惡果,失去健康的立足點。

黃豆營養成分　**營養精華**：蛋白質、鈣、磷、鐵、銅、鋅、
　　　　　　　　碘、核黃素、尼克酸、維生素 E 等。

營養元素	所佔比例
糖質	7%
食物纖維	9%
其他	16%
脂質	20%
蛋白質	48%

黃豆油液營養成分　**營養精華**：大豆卵磷脂、谷甾醇、植物固醇、
　　　　　　　　異黃酮素、維生素 D、E、胡蘿蔔素、角鯊烯、
　　　　　　　　多元不飽和脂肪酸等。

營養元素	所佔比例
α - 次亞麻油酸	8~11%
飽和脂肪酸	15%
油酸	25%
亞麻油酸	50%
脂肪伴隨物質	0.5~2%

好油好好吃

豆油蔭豉豆腐

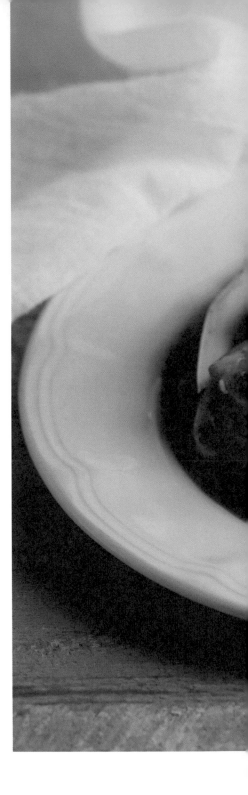

材料　　　　　調味料
2 塊傳統豆腐　A. 醬油 1T
1T 乾豆豉　　　　糖 1t
1 條紅辣椒　　　水 200cc
1 隻蔥　　　　B. 勾芡：太白粉 1t、水調拌 1T
　　　　　　　C. 黃豆油 2T

開始動手

1. 豆腐切長寬各 4 公分、厚約 1 公分的大
   小；蔥切小段、辣椒去籽切小段。

2. 起油鍋，用豆油將豆腐兩面煎至焦黃，
   起鍋備用。

3. 接著炒香豆豉，加調味料 A，再將煎焦
   黃豆腐回鍋，續下辣椒、蔥段，以文火
   悶燒約 5 分鐘至入味、水收乾。

4. 最後勾上薄芡。

● 小技巧

天然黃豆以及黃豆周邊製品的豆腥味，可以利用黃酒、鹽或是肉
桂粉移除。

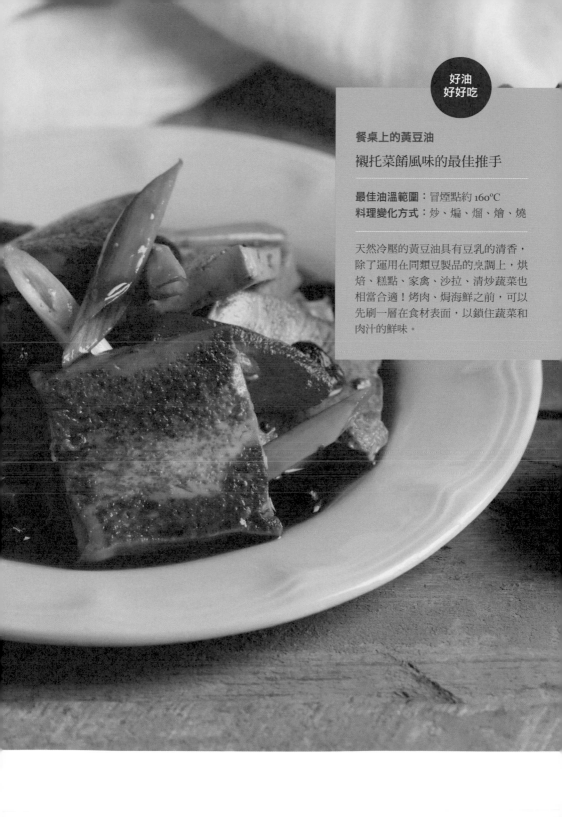

餐桌上的黃豆油

襯托菜餚風味的最佳推手

最佳油溫範圍：冒煙點約 160°C
料理變化方式：炒、焗、熘、燴、燒

天然冷壓的黃豆油具有豆乳的清香，
除了運用在同類豆製品的烹調上，烘
焙、糕點、家禽、沙拉、清炒蔬菜也
相當合適！烤肉、焗海鮮之前，可以
先刷一層在食材表面，以鎖住蔬菜和
肉汁的鮮味。

生活中的黃豆油

恢復滑嫩彈力，改善面皰問題

黃豆油富含卵磷脂，能夠使皮膚滑順有彈性，不只促進肌膚表層代謝，也能深入角質層，改善脆弱和龜裂的皮膚問題。另外，豐富的不飽和脂肪酸含量，能保護皮膚免於發炎，降低惱人的青春痘和粉刺問題，並刺激皮膚細胞再生。相關保養功能如下：

· 促進皮膚細胞再生
· 減少青春痘、粉刺形成
· 改善龜裂、發炎脆弱膚質
· 恢復皮膚彈性光澤

植物 β 谷甾醇，增強體脂代謝率

冷壓天然的黃豆油含有珍貴的營養成分，其高價的 α 次亞麻油酸可以快速地參與新陳代謝，轉變成優質的前列腺素荷爾蒙，強化身體的免疫系統，亦能保護腸內黏膜。這些功能與其他植物油相似，但特別的是，黃豆油能使脂肪代謝率再度恢復正常，降低體內的膽固醇指數，其功能透過含量最高的植物固醇 β 谷甾醇又獲得進一步強化。

另外，大量的黃豆卵磷脂，同樣能夠大幅度降低壞膽固醇，同時也是神經系統最佳補品，在醫藥上，黃豆可提煉大豆異黃酮、卵磷脂、蛋白質粉等，製成健康補充食品。相關醫學用途如下：

· 降低總膽固醇、血脂含量
· 降低體脂率、避免動脈硬化
· 安定神經系統
· 保護腸胃黏膜組織

※ 由於黃豆與花生都屬於豆莢科，因此，對花生過敏的人，
　也可能會對黃豆過敏。攝取上須格外留意。生黃豆含有不利
　健康的抗胰蛋白酶和凝血酶，因此，黃豆類不宜生食！

一豆三色蛻變大不同

用餐時，有人喜歡吃毛豆，有些人喜歡黃豆，但是，毛豆其實
就是黃豆！毛豆是八分成熟的黃豆，待毛豆十分完熟後，就會
脫水、變小、變硬，成為黃豆，我們平常所說的毛豆、黃豆、
黑豆，其實在植物分類學上都屬於同　個品種，也稱為「大
豆」。毛豆八分熟後不要再採收，等再過 1 個月左右就會轉變
成黃豆，準備採收黃豆了。很有趣吧！

豆類，在中國發展出深刻的文化底蘊，以「一豆之羹」比喻微
小；「荳蔻年華」喻指十三、四歲的姑娘；「馬尾穿豆腐」暗
喻提不起來；「目光如豆」指人眼光短淺。豆子不只是重要的
糧食，也深化在人們日常生活和思維深處。

從民間「赤足踏豆子」保健方法，到大豆異黃酮、卵磷脂、豆
蛋白質等各種豆類營養的保健功能，一粒小小的豆子，帶給人
體無限的生機。生於快速農業和基改洪流之中，我們仍要為自
身的健康和生態的永續，堅持選擇純淨、安全的作物，莫讓新
穎的科技成為優質農產品的殺手。

油養沙龍

**粉刺痘子
調理油**

天然冷壓黃豆油保質期不長，趁新鮮
調入酪梨油或是冷壓芝麻油，可延長
保存期限，並可用來改善粉刺青春
痘、龜裂脆弱之膚質。

中溫油

葵花子油
Sunflower oil

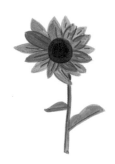

項目	屬性
品種	品種多達 70 種，可分成食用型、油炸型、中間型。
口感和氣味	滋味暖香的堅果味
保存方式	置於陰涼處
取油物理壓榨法	成熟枯萎後割取花盤→倒扣打下收集種籽→脫殼→乾燥→碾磨→壓榨
出油率與油色	出油率 50%，油色淡雅黃色

從印地安跨至俄國鄉村的燦爛佳釀

永遠面對陽光的生態高手

早在幾千年前，北美印第安人就開始培植向日葵，為飲食中重要的食物與油脂來源；而亮麗黃花中提取出的顏料，也是他們身上圖騰和衣飾品最佳的染料。

向日葵有個眾所周知的特性，就是開花會隨著太陽移動，被稱為「向日性」現象，中文名稱也是如此而來。向日葵的花托部生長素背光分佈，所以背光側的莖生長較快，莖就會向光源處彎曲。

向日葵也稱為葵花、西番蓮、丈菊、迎陽花、太陽花、太陽草、轉日蓮、朝陽花。16世紀經由哥倫布發現美洲後，將向日葵帶回西歐，而後輾轉來到俄羅斯，開始在俄國大面積種植。俄羅斯可以說全國由上到下，對向日葵百般重視：葵花子油不在大齋期禁食的食物名單內；俄國育種家耗費三年培育新品種葵花籽；世界上第一座葵花子油坊，也是建造位於前蘇聯時期的烏克蘭地區。

毒物忍者，始終美麗完勝

向日葵容易栽種，耐寒耐熱、耐水、耐旱、耐鹽，生長快速，

還是淨化生態的好幫手，可以吸附土壤裡的有毒成份，如鉛、砷和鈾；並且可淨化水質，過濾處理水中的有毒成分和有害細菌。

隨著工業發展，採礦、電鍍等工廠廢水排放，農業肥料及殺蟲劑的過度使用，造成各處土壤受重金屬嚴重污染。種植向日葵可經由根部吸收土壤的重金屬，達到淨化作用。一片片的向日葵，迎著太陽在遼闊的田野上，開著黃燦燦的花朵，平坦的沃野被編織成悅目的絢麗景致，讓人心中充滿光明和希望。除了環保上優異的天賦，從印地安部落的傳統美食，到俄羅斯的鄉村佳餚，葵花子油也都是廣受歡迎和使用的油品，現在，就將這充滿太陽的氣息帶進我們的廚房與生活裡吧！

向日葵對環境的適應能力極強，田邊、地角、屋前、屋後、鹽鹼地上皆可種植，與其它農作物相映襯，色調各異、五彩斑爛，呈現出一派豐收景致。

世界上第一個葵花子榨油廠，於 1830 年建立於前蘇聯時期的烏克蘭，葵花子油並由此進一步推廣至俄國南部，逐漸發展出自然療法，受到醫學界的重視。

孕育數千葵籽的奇特大花盤

向日葵是由上千朵單花組合而成的大花盤構造，一個花盤可以結葵花子約兩千顆，由圍繞的金黃舌狀花瓣快樂的守護至成熟。向日葵原產北美西南部，本是野生種，後經美洲原住民馴化栽培成食用，由於適應力強容易培植，因此迅速遍及世界各地。

早在 4300 多年前，印地安人即開始栽培向日葵，取其子供為日常食用，做法是將葵花子碾碎，煮成泥糊或是整成麵團後烘烤成麵餅，當成三餐的主要碳水化合物來源。現在美國還保留一種傳統葵花子麵餅，仍相當受歡迎。

除了食用外，葵花植株本身也具有多種療效與功用，應用於不同的醫療、生活領域：葵花莖液能治療瘀血和切口傷；煮成茶水飲用可止咳、降體溫；葵花根熬煮的湯汁外敷，能消炎、止痛、止癢；生食葵花子能治療便秘、除蟲、消腫；從花瓣中抽取黃色色素當染料等。

這些食用、生活應用，對於居住在野外、需要適應大自然求生存的印第安原住民來說，既是智慧，也是種幸運！

從「花瓶」變成「吸金雞母」

歐洲本來沒有向日葵，是哥倫布登陸南美洲的西班牙艦隊時，把向日葵當成戰利品之一帶回歐洲。一開始歐洲人並不了解葵花子的價值與用途，只把向日葵視為花園裡亮麗的點綴品。

直到 18 世紀，俄國沙皇彼得大帝訪問荷蘭時，對向日葵一見鍾情，把種子帶回了俄羅斯。適應力強的向日葵在新的土地上發揮出經濟價值，除了是俄羅斯愛好的食材、廚房裡不可缺少的食用油，也發展成主要的出口商品之一，為國庫帶來巨大的經濟利益，並成為俄羅斯的國花。

1970 年，俄國育種家利用雜交方式培育出新一代，即為更利繁殖、榨油的葵花子品種 Peredovik，也為今日葵花油的主要品種，在俄國人移民美國時一起引入美國，並逐漸擴及全世界栽培。如今，向日葵已是世界性的重要經濟作物之一，除了可食用，亦可用於製作油漆和肥皂的原料，與大豆、花生及油菜，同列為世界四大食用油料作物。

美麗的向日葵於明朝才傳入中國，由於花型碩大、鮮麗，傳入的初期就引起驚嘆，文人填詩賦詞歌詠其神韻，工藝家也紛紛在作品上描繪它的風采。明朝人將它繪入景泰藍、瓷器及各種繪畫中，並稱它為轉蓮或西番蓮、西番菊等，描述向日葵與眾不同的風情。

好油好好吃
太陽油烘馬鈴薯

材料

馬鈴薯 1 大顆
番茄醬 80 克
帕馬森起司 2t
帕瑪火腿 6 片
雞蛋 1 個
蘑菇 4 大顆（切片）
馬茲瑞拉乳酪 80 克（切片）
葵花子油 2T
黑胡椒粉少許

開始動手

1. 將洗刷好的馬鈴薯（可不削皮）切成薄片後，以圓環狀排列平整鋪在淋上葵花子油的鍋上（慎選鍋子以免沾黏），並均勻撒上帕馬森起司粉，蓋上鍋蓋小火悶烤約 3~5 分鐘，至馬鈴薯底部稍微有點焦黃。

2. 接著鋪上番茄醬、蘑菇片、馬茲瑞拉乳酪，打顆蛋在正中央。蓋上鍋蓋再用文火烘烤 5 分鐘。

3. 最後盛盤後放置帕瑪火腿於上方、撒上胡椒粉、少許葵花子油即可。可切片塊狀食用，或是等稍稍降溫後，直接用手抓取蘸食雞蛋一起品嚐！

（ 小技巧 ）

● 若無帕瑪火腿可用喜愛的肉片代替。

好油
好好吃

餐桌上的葵花籽油

把曬過太陽的滋味請進廚房

最佳油溫範圍：冒煙點約 160°C
料理變化方式：炒、煸、熘、燴、燒

向日葵主要產於溫帶和高山地區，秋季採收、曬乾壓榨，占食用油用量第二位，目前是東歐國家主要的烹調油。葵花子也可發育成芽苗，不僅口感爽脆，帶有淡淡堅果香，營養價值也豐富，苗芽可以清炒、沙拉生食、熬湯品等。

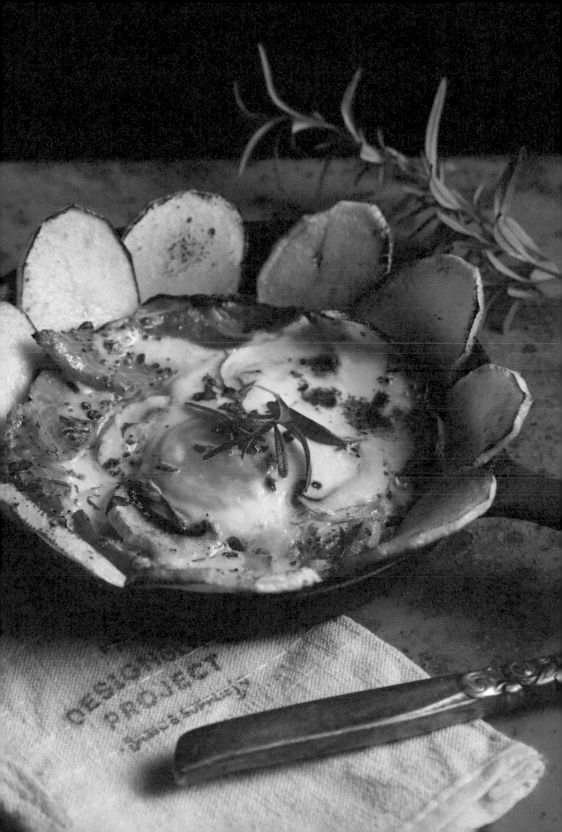

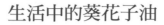

生活中的葵花子油

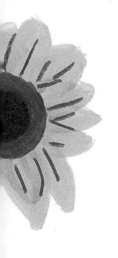

抗菌防感染，增強皮膚結締組織

葵花子油質地溫和、抗菌，各種肌膚都可適用，也可與其他天然油、精油搭配調製。相關保養範圍如下：

· 各種膚質滋養
· 強化皮膚抗菌力
· 敏感肌膚或早產兒按摩油

【油養沙龍】早產兒按摩油

對於出生時體重較輕的早產兒，以葵花子油進行按摩非常有益。尤其早產兒皮膚尚未發育成熟，容易感染，葵花油可防止他們皮膚感染，增強皮膚結締組織。

葵花子油相當適合當作護膚或是基底按摩油。以1：1或1：2調配葡萄子油或是椰子油，可延長保存與使用時間。

強化腸道免疫·預防血栓硬化

葵花子油是營養學家大力推薦的健康油品，也是「世界心臟日」提倡的食用油！葵花子油含高量亞油酸，在體內可以增加

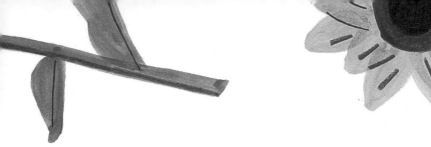

前列腺素 E 的合成，抑制血小板在血管壁上的附著，減少血栓形成機會，可預防高脂血症。

食用葵花子油還能強化腸部的免疫系統和促進黏膜的再生，由內而外的解決膚質問題，像是皮膚乾燥，或是易長青春痘、粉刺等油性肌膚困擾。相關醫藥治療用途如下：

- 防治心臟病、高血壓
- 防治動脈硬化、血栓
- 預防夜盲症
- 調理嚴重面皰問題

風濕痛藥草油

葵花油在歐洲與美洲兩地，是處理風濕痛非常好用的一種民間療方，使用葵花油浸泡植物藥草，可以有效溶萃出各種藥草精華。

卡奇拉「拔油法」

現今在自然療法中相當受歡迎的「油拔法」Oil Pulling，最早是從烏克蘭向日葵油發源地開始流傳至世界各地。當初由一位醫學博士卡拉奇 Karach 在烏克蘭的醫學會議上報告並推廣

葵花子油，強調它的油性清爽、可排淋巴毒、治療頭痛、心臟病、濕疹、惡性腫瘤、肝病等疾病。

向日葵，梵谷的化身

向日葵無疑是荷蘭後印象派畫家梵谷最喜愛的靜物素材！1889年夏季，梵谷在法國南部城市「阿爾勒」工作與生活過一段時間，這正是梵谷的黃色時期，在此創作了大量以向日葵為主題的油畫。

這些畫作原本打算用作客房與住家的裝飾，碰巧當時住在那裡的畫家朋友保羅・高更相當讚賞，便要了其中一幅掛於臥室。梵谷創作的一系列靜物油畫，目前分別展於德國、英國與梵谷等博物館中，他曾在給他弟弟費奧的家書中提及：「向日葵，可以說是屬於我的花。」可見他對向日葵的鍾愛。

喜愛向日葵的不只有印地安原住民，俄羅斯、秘魯、坡利維亞等都將向日葵制訂為該國的國花；美國堪薩斯州的州花、日本九州市的市花也都是向日葵。

原始野生的向日葵較矮小、花朵不大、種子也小；經馴化過的向日葵較大型，也是成長最快速的植物之一，從種植到成熟只需要 90~100 天。另外，如果想吸引更多鳥類、蜜蜂到你的院子，種植向日葵就沒錯了。

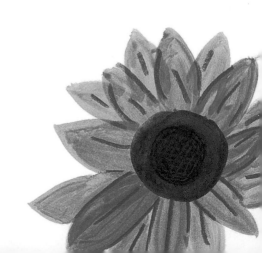

挺進核災輻射的植物戰士

1986 年的烏克蘭車諾比核災事故，以及 2011 年日本福島第一核電廠事故，造成一系列的設備、爐心熔毀、輻射釋放等污染。當地政府利用向日葵具良好的吸附土壤重金屬、毒素等優異功能，栽種了數以百萬計的向日葵，用來降低土壤中重金屬的含量。可見即使科技如此發達，大自然的淨化機制，最終仍得依靠天然植物之力量。維持生態、實行環保絕對不是口號，而是人類唯一的生存之道。

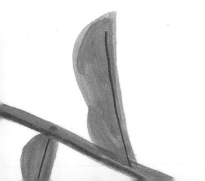

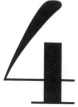

低溫油

水炒、熬、醬、燉、煮、焗烤
清新薄油無負擔

油品名稱	冒煙點 °C（攝氏）	水蒸慢炊馭油經
小麥胚芽油 Wheat germ oil	135 °C	以低溫油來烹調料理，最重要的就是火溫不能過高，不能用來高溫油炸或香煎食物。推薦料理方式為水炒、熬、醬、燉、煮、焗烤，既能維持清爽的口感，在廚藝方面門檻也不高，很適合親子一起下廚，全家同享烹飪美食的樂趣。
南瓜子油 Pumpkin seed oil	120 °C	
亞麻籽油 Flaxseed oil	107 °C	
奶油 Butter	150 °C	

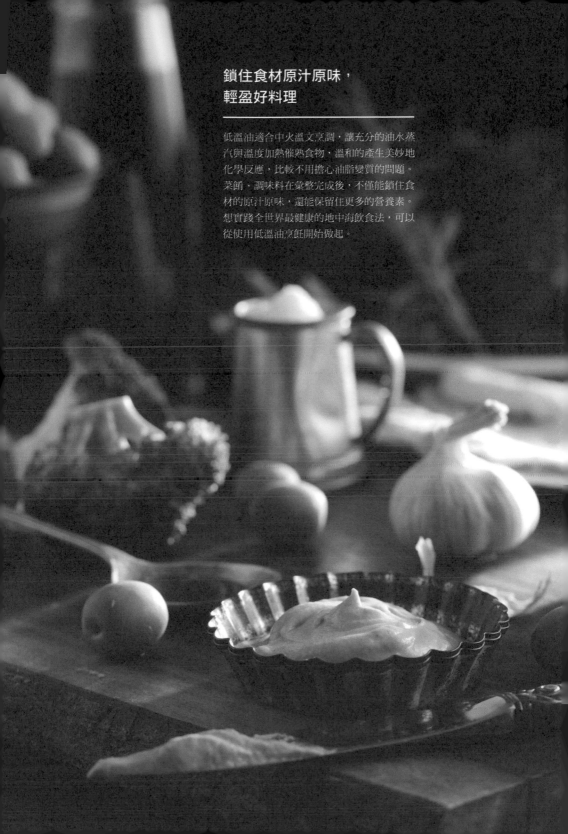

鎖住食材原汁原味，
輕盈好料理

低溫油適合中火溫文烹調，讓充分的油水蒸
汽與溫度加熱催熟食物，溫和的產生美妙地
化學反應，比較不用擔心油脂變質的問題。
菜餚、調味料在彙整完成後，不僅能鎖住食
材的原汁原味，還能保留住更多的營養素。
想實踐全世界最健康的地中海飲食法，可以
從使用低溫油烹飪開始做起。

低溫油

小麥胚芽油

Wheat germ oil

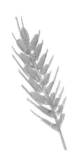

項目	屬性
品種	5 個基本品種為紅麥、白麥、硬質、軟質、杜蘭小麥。
產期	・春小麥：春季播種，當年夏或秋收割。 ・冬小麥：秋或冬播種，隔年春季收割。
口感氣味	穀物麥香味突出
取油物理壓榨法	收集→乾燥→分離麥胚→碾磨→壓榨
出油率與油色	出油率 4~6%，油色橘紅色。

多酚高酵素！生機飲食之王

富含活性酵素的小麥胚芽

小麥是禾本科多種植物的統稱，世界各地廣為種植，總產量僅次於玉米，居世界糧食作物的第二位，其次稻米排名第三。早在 17000 多年前，人類就懂得收集小麥的種籽食用，搓掉麥粒的外皮直接咀嚼生食麥粒，之後才利用加工技術，將小麥磨成粉，製成各種麵食或榨取油脂食用。

麥粒磨成麵粉後，可製成各式主食，如麵包、麵條、饅頭、燒餅、餃子、義大利麵等。小麥胚芽是小麥的生長器官，也是小麥生命的根源，更是小麥營養成分最集中的部分，含有種子類食材的特性，具有極高的活性，同時又具有芽胚類食物富含酵素的營養特點。

胚芽具有重要的微生物質，能使植物生長健壯、強大，從這些胚胎處壓取出來的油液，也極其珍貴和營養。小麥胚芽油濃郁的穀物香味，特別適合烹調蔬食或是調拌沙拉，跟我們愛吃的豆腐、素菜也是絕配呢！

發源亞洲，歐美最大市場主糧

小麥起源於亞洲西部，在西亞和西南亞一代至今還廣泛分佈著

野生品種。小麥是新石器時代人類祖先馴化的古老植物，栽培歷史已有萬年以上，中亞地區中曾經在史前原始社會的居民聚落地，發掘出許多殘留的小麥實物，其中包括野生和栽培的碳化麥粒、小麥、麥穗、硬泥上的麥粒印痕等。

小麥從西亞、中東一帶，西向傳入歐洲和非洲；東向傳入印度、阿富汗和中國。中國的小麥則由黃河中游向外傳播，逐漸擴展到長江以南各地，並傳入朝鮮、日本。

遠古文獻中，也有許多證實小麥廣為種植的文字記載。如殷墟出土的甲骨文中有「告麥」文字字樣，說明小麥很早以前已是河南北部的主要栽培作物；《詩經》中也有小麥、大麥記述，證明西周時期，小麥的栽種已遍及黃河中下游一帶。

15 世紀至 17 世紀間，歐洲殖民者將小麥傳至南、北美洲；直至十八世紀，小麥才傳到大洋洲。

目前在麵食類製品中，歐美對麥的使用比亞洲更為普遍。在台灣，麵包成為麥食的主要代言，從早期奶油、香料較重的口味，逐漸轉為歐化和西式做法，其中小麥胚芽製成的吐司、搭配果乾或堅果的麥製麵包，都不失為健康的選項。

芽菜森林裡的葉綠素與多酚

小麥全身都是寶，麥麩、小麥胚芽都含有豐富的營養素和功能性。除了香味十足、適合料理之外，也有很高的藥用價值與保健功能。

發芽後成長的麥苗其實具有另外的食用價值，含豐富的葉綠素、多種多酚類和活性酵素，食品應用廣泛，甚至開發成多種健康飲料製品，曾在台灣「生機飲食」閃閃發光，紅極一時，當時許多家庭甚至自己買種子育苗，發展室內栽培「芽菜森林」。

美人胚油拌豆腐

材料

A. 方形油豆腐 3 塊。

B. 乾香菇 3~4 朵切絲
   蒟蒻 1/2 塊（也可用黑木耳取代）
   掰塊狀
   紅蘿蔔少許切絲

C. 醃漬剝皮辣椒 2 根（或醬瓜）切絲
   四季豆 1 小把切絲
   香菜少許切碎

調味料

A. 醬油膏 2T
   糖少許
   白胡椒少許
   水 1/2 碗

B. 小麥胚油 2T

好油
好好吃

餐桌上的小麥胚芽油

高酵活性，濃濃稻穀麥香味

最佳油溫範圍：冒煙點約 135°C
料理變化方式：水炒、熬、醬、燉、煮、焗烤

酪梨油除了可以做為高溫油炸和一般炒菜油，
也可以當成醬料調配、增加果汁或果昔濃稠
度、打沙拉醬汁等變化。

開始動手

1. 油豆腐入熱水氽燙，取出待涼後掰成大塊豆腐渣。

2. B 料加調味料 D 入鍋煮至湯汁略收乾，熄火前加上 C 料
   （除香菜外）。

3. 最後加入豆腐渣與調料 E、香菜。

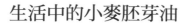

生活中的小麥胚芽油

提拉鬆弛・紅潤好氣色

不論是外用或是內服，小麥胚芽油在預防肌膚提早老化的問題上，是極其理想的油液！高含量的維生素 E，能加強皮膚的結締組織，保持肌膚彈力，避免過早出現細紋和鬆弛，促進皮膚微血管循環，讓臉色看起來自然紅潤。

抗氧按摩油、傷疤修復液

小麥胚芽油含高量維生素 E，為天然抗氧化劑，調配各種基底按摩油時，皆可加入少量的小麥胚芽油當作天然防腐劑，可延長保存期。與其他植物油混合使用，也可防止油液變質。

若有受傷、燒燙傷，待傷疤結痂後塗抹上小麥胚芽油，長出來的皮膚彷若新生。由於小麥胚芽油液顏色較深，按摩肌膚時易沾染衣服、毛巾，請特別留意。

小麥胚芽油可運用的護膚範圍如下：

・消除妊娠紋、燒燙傷或手術疤痕
・會陰護理
・熟齡肌膚保養
・改善青春痘、粉刺
・防治牛皮癬、濕疹

促進生育力，全身機能回春

小麥胚芽油集合了小麥的營養精華，富含多種優質營養素，如高量的二十八碳醇和維生素 E 等，可防止氧化脂質的生成，保

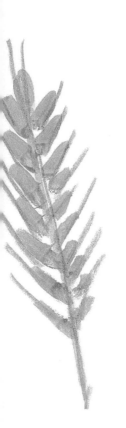

護細胞膜、抑制自由基、促進人體新陳代謝、改善肝臟功能、降低膽固醇，並能改善血液循環、防止血液凝固、降低罹患缺血性心臟病的機會。

臨床應用上，小麥胚芽油常用於預防和輔助治療一些中老年疾病，一般情況可用來減輕疲勞、緩和腿部抽筋和手足僵硬的狀況。現代夫妻困擾的機能退化不孕問題，以小麥胚芽油作保健，能提升受孕率、防止流產。

美國哈桑博士讚譽小麥胚芽油：「含有對人類生長發育關鍵作用的全效營養素，是高營養的天然食品，能讓您返老還童！」小麥胚芽是植物界中少數真正能應用於延緩人類衰老的抗氧化劑。相關油重要療癒功能如下：

・預防腦中風、心肌梗塞、動脈硬化
・保健氣管、預防肺氣腫
・增強肝臟解毒功能
・淡化皮膚色斑、撫平皺紋
・緩解內分泌失調、痛經、更年期症狀
・減少抽筋、僵硬症狀
・提升受孕率、安胎防流產

美國總統隨身保健品

在 1777 年，小麥最初在美國作為業餘愛好者的作物，之後慢慢蔓延至全美 42 個州種植，所有美國穀物產品有 3/4 是由麵粉製成。堪薩斯州是美國最大的小麥生產地，每年生產的小麥，足夠供應世界超過 60 億的人口糧食。

美國前總統尼克森家中有結核病史，12 歲那年曾發現肺部有斑點，為早期發作肺炎的疤痕組織，因此尼克森總統特別注重養生，在他訪問中國期間，隨身攜帶的天然保健品就是「小麥胚芽油」。

低溫油

亞麻籽油

Flax seed oil

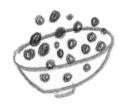

項目	屬性
品種	共 200 多個品種，大致分为「食用亞麻」、「紡織用亞麻」
產期	終年生
口感氣味	獨特草本香味
保存方式	置於陰暗或冷藏
取油物理壓榨法	收割→取籽脫粒→脫殼→碾磨→壓榨
出油率與油色	出油率 25~28%，油色黃色。

茹素僧人的魔法草原魚油

遍地藥石，大自然的能量學

源自於地中海東岸的亞麻為一年生草本植物，也稱為山脂麻、胡脂麻、大胡麻、山西胡麻、鴉麻、阿麻、壁虱胡麻等。

早在 7000 年前，人類就開始食用亞麻仁，並被當成是無上的佳餚。古埃及人將它收編在醫療箱中；希臘醫學之父西波克拉底，推崇它可治癒許多疼痛；而在 8 世紀，法國的查理曼大帝則是通過法令，要人民每天食用亞麻，維持身體健康。目前中歐地區，有一道蒸煮馬鈴薯加上乾酪與亞麻油的料理，為流傳幾世紀的傳統佳餚。

替代魚油 ω-3 脂肪酸

亞麻油如此優異的油脂，卻因為各地飲食偏好、口味習慣有所差異，並未普及於民間飲食清單上。直到修行的僧侶由於長期茹素，缺乏魚肉裡重要的 ω-3 脂肪酸，導致暈眩、心血管疾病，甚至中風等身體不適，開始使用亞麻油補充必需脂肪酸，不僅得到健康的改善，還意外發現可以減重瘦身。這美談一時流傳於茹素僧人之間，並逐漸從佛院往外傳入一般人耳中。

奉行寡慾養生的素食界裡，亞麻油美味健康的多元成分，巧妙

遞補了廚房餐桌上的某些營養缺失，甚至成為醫療級的食用油液。葷食者三餐飲食來源複雜，慢性病狀況和潛藏因子更多，不妨也多加運用亞麻籽油來增進健康。

地中海東岸的傳統佳餚

亞麻起源於地中海東岸地區，由西亞經中東傳到印度。早在舊石器時期，人類就開始有種植亞麻的文化，瑞士湖棲居民和古代埃及人，從很早之前也栽培亞麻食用，並用其纖維來紡織衣料。亞麻可算是世界上最古老的纖維作物，也是最悠久的食用保健品。

除了亞麻籽榨油，亞麻纖維也是非常重要的經濟產業，收割亞麻植株之後，一直到取得亞麻纖維的過程頗為費工，共需 3 道過程、3 道子工序：

1. **脫粒取籽**：分開莖與種實，另進行亞麻籽提取與榨油工序。
2. **浸濕軟化**：使亞麻莖枝的纖維軟化。
3. **梳理纖維**：包含 3 個細部工序—斷碎所有的莖內層、去除一些枝條及部分莖內層、除去所有莖內層並梳理纖維成條狀。

亞麻籽油液營養成分　**營養精華**：營養素：α 亞麻酸（$\omega 3$）、木酚素、維生素 B 群等。

營養元素	所佔比例
飽和脂肪酸	10%
亞麻油酸	15%
油酸（單元 Ω 9）	16%
α - 次亞麻油酸（多元 ω 3）	57%
脂肪伴隨物質（黏性物質、維生素 E）	2%

好油好好吃

蜂蜜亞麻免揉麵包
（約 6~8 個圓形餐包）

材料

高筋麵粉 500 公克
水 + 鮮奶 + 優格 290 公克
糖 20 公克
蜂蜜 40 公克
乾酵母 3 公克
鹽 0.5 t
蛋 2 個
天然奶油或食用油 40 公克
亞麻仁籽 30 公克

油醋醬

亞麻仁籽油
蜂蜜醋（比例以「油 3：醋 1」調配）

好油
好好吃

餐桌上的亞麻籽油

葷素皆宜，補足營養缺口

最佳油溫範圍：冒煙點約 107°C
料理變化方式：水炒、熬、
醬、燉、煮、焗烤

開始動手

1. 將所有材料在鍋中用矽膠刮刀攪拌拌勻。

2. 拌勻後蓋上保鮮膜，內面抹點油防沾，兩邊透點氣，在室溫約 20~23 度下發酵 2~3 小時，保鮮膜封好再放冰箱冷藏 7~18 小時。

3. 冷藏後，取出回溫 30~50 分鐘便可開始整形。

4. 攝氏 150~155 度烘烤 40 分鐘左右即可。

5. 食用的時候蘸食「亞麻蜂蜜醋」佐味。

● 小技巧

麵團發酵時間如果過長，容易有發酵酒精味。由於麵團濕黏，揉製整形時需要耐點性子。烘烤時，若想要更具上色效果，可在最後 5 分鐘把烤箱調高至攝氏 165 度就會上色了。

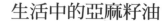

生活中的亞麻籽油

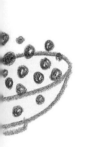

紫外線、X 光受損肌膚修復首選

亞麻籽油具有活化細胞與防護修潤的效用,除了一般滋潤保養,受刺激、受傷、經 X 光或紫外線照射受損等情況,都能使皮膚再度恢復彈性和柔順。相關保養運用如下:

‧鎮定曬傷肌膚
‧放射線治療或傷害修復
‧促進皮膚代謝
‧使肌膚柔嫩光滑

受損肌膚階段性保養油

由於亞麻籽油含高單位 α 次亞麻油酸,會促使皮膚的代謝加快,適用為階段性保養,以 1:4 比例與其他的植物油搭調,可以發揮加乘的效用。

配方比例:亞麻籽油:葡萄籽油(或甜杏仁油等油液)= 1:4

風濕、狼瘡高難度療癒聖品

所有植物性 ω-3 的來源當中，亞麻油的含量最高。亞麻油含有 58% 的次亞麻油酸，進入人體會轉化為長鏈的脂肪酸 EPA 及 DHA，成為抗發炎的前列腺素，能幫助人體對抗許多疾病，維持心臟、腦部、眼睛、神經系統、腎臟的健康，並減低罹患心血管病及炎症的機會。

《英國營養期刊》刊登的一篇研究發現：連續 4 週服用亞麻油的受試者，不僅增加了他們體內 ω-3 脂肪酸濃度，也減少約 9% 的膽固醇及 27% 的血糖濃度。只需 1 大匙的亞麻油，就可提供每日所需的 α 亞麻酸！相關重要的療癒功能如下：

- 防治乳癌、結腸癌、皮膚癌、腫瘤
- 降低心血管疾病、高血壓
- 增進孩童學習能力
- 減緩認知退化
- 預防痛風、發炎

終結異位性皮膚炎

想要調整過敏體質，需從腸道開始，人體 70% 的免疫細胞都在腸道。若是嬰幼兒有異位性皮膚炎，需注意接觸性和食物的過敏原。還在喝母乳的寶寶，過敏原也有可能是來自於母乳（媽媽吃的食物），所以母親的飲食也要留意，若媽媽本身也是過敏體質，建議一起調理。

療癒配方：亞麻籽油＋優格（或益生菌）

※不建議寶寶在 1 歲之前食用亞麻油，可使用油菜籽油或是核桃油當作副食品輔助油脂！

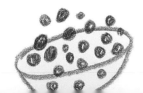

低溫油

南瓜子油

Pumpkin seed oil

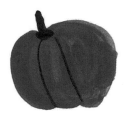

口感氣味	烘烤堅果香
保存方式	放置於陰涼處或冷藏
取油物理壓榨法	收集清洗→曬乾→水碾磨→輕焙→壓榨→沈澱→分離過濾
出油率與油色	出油率 40%，油色鮮活墨綠。

奧地利的童話幸福味

十月瓜的金色季節

十月是南瓜熟成的季節，位於奧地利東南部的施蒂利亞，陽光照滿的山丘、鄉間小路與一顆顆圓滾滾的南瓜，交織成一幅金黃碧綠的美景，田野的氣味和著泥土的空氣，透露著再過不久，就可以吃到新榨的南瓜籽油。此時，也是當地居民一年來最為繁忙的時候，但一時辛苦的勞動，可以換得自家廚房一整年的美味和健康，因此為當地一年一度令人歡欣的盛事。

南瓜家族有各式各樣的大小、形狀、顏色和表皮的皺褶、顆瘤、條紋、斑點，果色繽紛，模樣各異其趣。

奧地利菜融合了歐洲許多國家的特點，但是，相對於其它地區，施蒂利亞的飲食較為清淡，人們喜歡綠葉蔬菜做成的沙拉，或是簡單烹調魚肉，在其中調和他們鍾情的南瓜籽油。

一杯維也納咖啡佐味南瓜油餐點，遠處奏著莫札特的小夜曲，這是奧地利，這是文藝歷史，這是藏身深巷，悠然享受屬於自己貼近自然的幸福時光。

來自古老的墨綠色祝福

南瓜也稱為麥瓜、番瓜、倭瓜、金冬瓜、金瓜，但是竟然也叫做「北瓜」！這是中國湖南常德等地區的稱法，很奇妙吧！南瓜是極為古老的栽培作物之一，最早發現可追溯至公元前10,700 到 9,200 年前，食用與種植歷史久遠。南瓜對環境條件適應力與抗逆性強，加上屬於高產值作物、並耐儲存，目前世界各地種植普遍、地域分佈廣，品種和風味也十分多樣化。

南瓜起源於美洲大陸，包括兩個起源中心地帶：墨西哥和中南

美洲，其種類包括美洲南瓜、中國南瓜、墨西哥南瓜、黑子南瓜等。目前南瓜的品種如此多樣性，地理分布如此廣闊，主要是因為長期自然進化，加上對生長環境適應力良好，以及農業人工育種等多方面影響，形成了外型、大小、皮色、風味千變萬化的南瓜大家族。

起重機才搬得動的超級大南瓜

超級市場販售的南瓜，都是一般常見較小的品種，南瓜最大究竟可以長到多大？南瓜是水果還是蔬菜？事實上，南瓜屬於水果類，而且是世界上最大的漿果，而最大的南瓜，得用起重機才搬得起來。2012 年，美國一位業餘園藝師華萊士種出一顆重達 911 公斤的超大南瓜，並贏得台幣約 45 萬元的比賽獎金！

外殼鏗鏘有聲嗎？還是很低沉？購買南瓜時，可以透過聲音來判斷是否成熟。敲敲南瓜，如果聲音聽起來空洞，即意味著南瓜成熟了。另外，成熟南瓜的綠色莖會變成棕色成乾燥狀，這也是可靠的判斷線索。

南瓜可說是世界上最健康的「減肥藥」，南瓜 90% 的重量是水；而 100 公克的南瓜僅含 25 克卡路里。吃南瓜很有飽足感，營養也很豐富，因此能保持良好的身材和體型。將南瓜切半放進烤箱裡，烤熟後直接食用，原味就很甘甜美味了。

南瓜子油有著亮麗的墨綠色澤，可以綴飾菜餚，也可誘發食慾，但是不小心沾到白淨的衣物上，該怎麼辦？不要驚慌，深綠色很容易在太陽曝曬或紫外線輻射中被除去。先讓污漬沾上水分，不用肥皂，在陽光下掛起 1~4 個小時，視太陽光強弱而定。最後，再以一般程序做清洗即可。

台灣金瓜養生好料理

中國人食用南瓜有 500 年以上的悠久歷史。元末明初賈銘的《飲食須知》中有「南瓜、味甘、性溫」的敘述;明代李時珍《本草綱目》也指出:「南瓜種出南蕃,轉入閩、浙,今燕京諸處亦有之矣。」

台灣的南瓜種植,是移民時期由中國大陸引進,食用南瓜也有百年以上的歷史,不過,民間大都習慣以「金瓜」稱之,在貧困時代有討吉利、好兆頭的意味,地方風味佳餚如金瓜米粉、金沙南瓜、炸南瓜片,以及西風東漸的南瓜濃湯,滋味皆甘甜可口,老少咸宜。

南瓜子油液營養成分

營養精華:植物甾醇、氨基酸、維生素、礦物質、葉綠素、鋅、鎂、鈣、磷、鉻等。

營養元素	所佔比例
飽和脂肪酸	10~20%
油酸	30~50%
亞麻油酸	40~50%
脂肪伴隨物質 (維生素E、植物固醇及葉綠素等)	1.5~3%

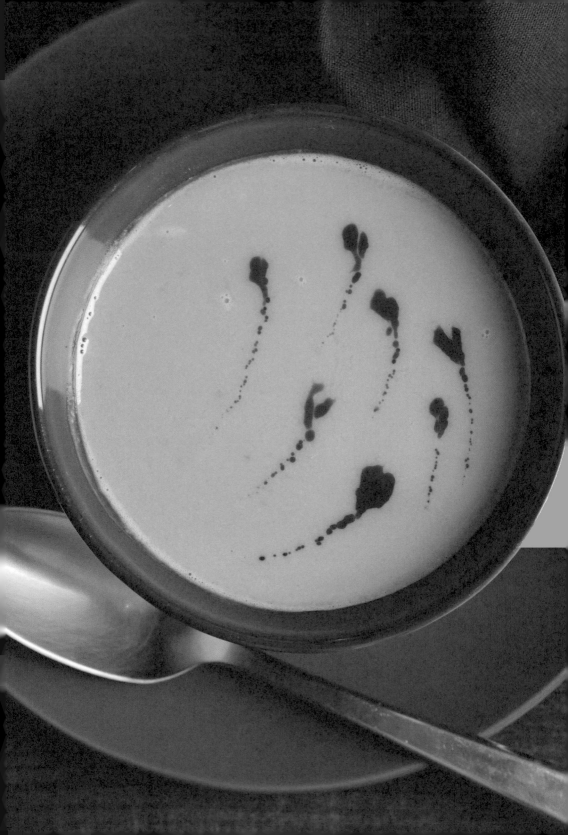

好油好好吃
奶油南瓜濃湯

材料
南瓜
洋蔥
高湯
鮮奶油
鹽適量

餐桌上的南瓜子油

滑潤濃郁的乳脂口感

最佳油溫範圍：冒煙點約 120°C
料理變化方式：水炒、熬、醬、燉、煮、焗烤

南瓜籽油濃厚的口味，特別受到奧地利居民的推崇。南瓜子油密切融入施蒂利亞地區的飲食生活，幾乎餐餐都少不了它。許多知名奧地利菜、小吃或是前菜，都會見到南瓜子油做為風味墜飾，甚至當成主角，如奧地利南瓜子油烘蛋、鵝肝雞胸佐南瓜油、莫札特奶酒加南瓜油等。

南瓜子油香濃親和的味道，接受度頗高，中、西、日式料理都可以調配上，像是沾麵包、饅頭、拌沙拉、濃湯、冷盤、冰淇淋、香蕉和優格、羊起司，亦可當蘸醬、拌麵條、製作大理石蛋糕、麵包、餅乾等糕點皆宜。

開始動手

1. 將南瓜切塊蒸熟。

2. 將洋蔥切末炒至金黃色，加入高湯熬煮，調拌均勻。

3. 最後加上適量鮮奶油、鹽調味，淋上南瓜子油即成。

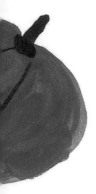

生活中的南瓜子油

高 E 植物固醇，全身適用油養法

由於南瓜子油呈現深黑的墨綠色澤，第一次將南瓜子油塗抹在
臉上的人，往往會不太適應。但事實上，南瓜子油富含大量的
維生素 E、植物固醇、葉綠素與多種脂肪伴隨物質，滋潤效果
良好，可以全身塗抹保養。運用範圍如下：

・各種膚質保養滋潤
・基礎按摩油
・保濕柔嫩面膜
・乾燥毛髮滋養髮膜
・全身油浴

前列腺、子宮頸男女抗癌聖品

德國的醫學科學家，是最早對南瓜子油進行研究的國家，發現
經常食用南瓜子的民族中，前列腺疾病和糖尿病的發病率極
低。

東歐和中歐一帶地區，包括奧地利、匈牙利、羅馬尼亞，以及
中亞的土耳其、俄國等，民間都知道食用南瓜子油可以增進男
人的性功能，這是因為南瓜子中，含有一種稱為男性荷爾蒙的

活性生物觸媒劑，能消除前列腺的初期腫脹，對泌尿系及前列腺增生問題，具有良好的治療和預防作用，如改善尿頻、尿急、灼熱、尿中帶血、尿道感染、尿失禁等。

南瓜子油也有抗癌作用，以人體外培養株研究顯示，對於子宮頸癌細胞具有 90% 以上的抑制作用。南瓜子油相關的療癒功效如下：

- 改善泌尿系統、前列腺疾病
- 降低膽固醇和心腦血管疾病
- 糖尿病預防保健
- 改善腎虛血弱，百日咳
- 淨化大腸、預防內痔
- 促進產後泌乳、避免手足腫脹

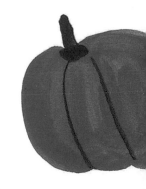

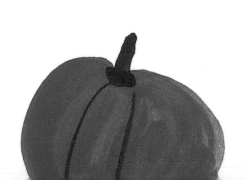

低溫油

奶油

Butter

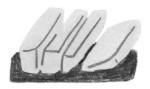

項目	屬性
主要產地	世界各地畜牧業
種類	無鹽奶油、鹹奶油
口感氣味	絲絨滑香的奶味
保存方式	室溫下保存數天，長期存放建議放冷藏或冷凍。
出油率與油色	出油率 20~50%，油色深黃到淡黃色（受動物飼料、食用色素如胭脂樹紅或胡蘿蔔素等影響。）

一杯酒、一個麵包，一塊奶油的悠閒時光

沒有奶油不成大餐

對於居住在遠方遼闊草原的游牧民族來說，奶製品是圍繞他們生活飲食的主要食物。由於牲畜寶貴，並不經常吃肉，而且無法靠蔬菜、水果補充維生素與礦物質，這些營養都可以從各種奶食裡面獲得。奶油、炒米、牛奶以及磚茶熬煮的奶茶，是當地三餐永遠不變的主角。

台灣人稱奶油，在中國大陸稱為黃油、香港人稱牛油，另有乳脂、白脫等別名。雖然奶食文化沒能在中原廚房佔得一席之地，但是，在豐富多元的世界美食地圖裡，奶油流淌的美妙滋味，6000 年來不曾缺席。

想想馬鈴薯上融化的奶油、英國鄉村的奶油酥餅、羅宋麵包刷上的厚重鹹奶油，形容人生的悠閒寫照「一杯酒、一塊麵包與一塊奶油」、「沒有奶油、不成大餐」，在在說明奶油在料理中扮演的角色。鹹、甜、淡、酸、辣，奶油做為共乘媒介，經常有本事巧妙融合這千百種味道，同時毫不客氣地展現自己的存在。

乳瑪琳與氫化奶油是奶油嗎

1869 年，法國當時鬧「奶油荒」。法國皇帝拿破崙三世考慮軍隊的營養供給，因而發布命令與獎勵，希望能發明一種「如奶油般」營養、可口的替代物。

法國化學家伊波利特米格・穆列斯受到獎金吸引，開始著手研發「人造奶油」，並在 1870 年利用牛脂肪、碳酸鉀和豬、羊等哺乳類身體物質，發明了人造奶油。

今天我們買到的人造奶油，並不是當時研發的人造奶油。今天的「乳瑪琳」是以次等植物油或精煉油為原料，把氫原子加到不飽和的植物油分子中，使它轉變成飽和分子的一系列加氫反應，而製成「偽飽和脂肪」，吃多了對人體有害。

「反式脂肪」比「飽和脂肪」更危險

天然奶油屬於飽和脂肪、含膽固醇，人們認為不含膽固醇的植物氫化奶油較為健康，因而有一段時間大家都改用植物氫化奶油；素食者也以乳瑪琳代替奶油。

然而，人造奶油的製程中需要將脂肪氫化，氫化後的脂肪會有一部份轉為反式脂肪，反式脂肪對人體健康的危害更勝於飽和脂肪，這一點多數人有所誤解。研究數據明顯指出：心肌梗塞的患者，大部分都喜愛食用人造奶油，所以要食用奶油，一定要選天然的！

反式脂肪來源有天然，也有人工。天然來源極少，僅存在牛隻等反芻動物體內；人工反式脂肪則來自氫化植物油。

氫化的目的，是為了增加油脂穩定性、耐高溫，但若製程中氫化不完全，會產生危害心血管健康的反式脂肪。美國 2015 年 6 月宣布：食品業 3 年內需禁用人工反式脂肪，不完全氫化的植物油禁止使用於食品。許多國家也紛紛響應跟進這個禁令。

即使是天然純奶油，其中脂肪酸的組成，也會因為動物本身的飲食結構而有變化，所以建議儘量使用「放牧草飼」的乳製品。

放牧草飼動物的副產品

距今約 1 萬年前，現代奶牛的老祖宗歐洲野牛曾廣泛出現在亞

洲、歐洲和北非一帶。但由於年代久遠，無法考證最初發現牛奶的事證。但是根據記載，公元前 3100 年左右，古埃及人成功馴化奶牛，流傳至今的雕塑和浮雕繪畫，都說明了奶牛在古埃及的農業和精神領域佔據重要地位。

奶油最早是作為照明的燈油和藥用，如治癒眼疾、皮膚感染和燒傷。公元前 3000 年左右，西亞的蘇美爾游牧民族，日常最重要的工作之一就是擠奶，當時他們已經會用牛奶製作奶油和奶酪。

奶油的形成，最早是由少數生活在草原和寒冷北部的居民偶然發現的，古代部落民族在遷徙和放牧時，會將牛奶放置在馬背的皮袋中，行走時坡路崎嶇、上下晃動，造成牛乳被攪動而形成乳清、奶脂肪分離。

至於第一次奶油的製作，可以追溯到公元前 1500 年～ 2000 年前，由亞洲聖地亞哥的居民記載：古代部落使用山羊皮做一個皮口袋子，倒入牛乳、氂牛乳或馬乳，透過來回搖擺晃動，直到分離提攪出奶油，這是最古老也是最傳統的奶油製作工藝。

吠陀文化與禁忌傳說

6000 年前上古時代，古印度書籍和古希臘作家們的著作中，可以找到奶油的記載，當時人們將奶油作為藥品、化妝品和祀神的祭品。公元前 2000 年前後，在北印度佔據統治地位的吠陀文化，相當依賴牛奶及乳製品。

最初，奶油被古羅馬和古希臘人視為野蠻人才吃的東西。直到 7 世紀，歐洲人才開始食用奶油，當時還帶有濃厚的迷信色彩，認為奶油是一種潔淨食物，甚至多看幾眼也是褻瀆神靈，因此，在許多地方製作奶油的工人一般都是盲人。直至今天，歐洲的某些地區仍保持著星期日禁食奶油的古老習俗。

奶油塔！南北用油分水嶺

中世紀，奶油也曾經一度成了禁品。南方人日常烹飪多用橄欖油或核桃油，這條禁令給南部居民造成的不便相對較小，但是，對於北部居民將奶油當成日常的必需品，這對他們的生活就造成了很大的麻煩。南部商人藉此機會將奶油賣到北部，法國盧昂大教堂建造的「奶油塔」，就是那個時期的一個寫真產物，奶油成了劃分歐洲北部和嗜愛植物油的南部之顯著標誌。

到了 15 世紀，奶油成為財富與奢華的象徵。隨著工業革命後的工業化生產，奶油的生產效率提高、成本降低，原本為奢侈品的奶油，逐漸出現在普通老百姓的餐桌上。

台灣、中國、日本的後起乳製業

各種奶食製品，幾乎是世界各地草原牧人的主食，但是對於中原地區來說，食用奶製品則不普及。直到在鴉片戰爭後開埠，國外奶牛從沿海口岸進入中國，牛奶、奶油等奶業才從此開始逐漸發展起來。

奶油並非日本傳統飲食的一部分，一直到 19 世紀，日本西部居民受到西方飲食影響，在飲食中增加乳製品需求，乳品工業才逐漸普遍。第二次世界大戰之前，日本和西方的接觸少，直到 16 世紀和葡萄牙有了往來，隨後 19 世紀，數以千計的英國和美國人來到了日本，使得日本漸漸融入了歐美的飲食文化。

隨著蘇格蘭的艾爾郡牛和荷蘭的荷斯坦奶牛的進口，1923 年北海道模仿丹麥做法，建造工廠並推廣乳製業，從此乳品工業發展成為日本固定的產業。

鹹奶油、無鹽奶油的差別

使用無鹽奶油在烹調時，可以隨意調整鹽的份量，一般專業廚師、烘焙師多選用無鹽奶油。由於無添加鹽，保質期相對短些。若想要以無鹽奶油代替鹹奶油，每 1/2 杯的奶油，需要添加 1/4 茶匙的鹽。

鹹奶油的含鹽量約在 2.5%，目的是為延長保存。但由於每個製造商 添加的鹽量不同，用於烹調時需更多的經驗來掌控調味。另外，鹹奶油含水量比無鹽奶油高，也多添加了色素，使奶油顏色更加亮黃。

奶油營養成分　　**營養精華**：蛋白質、鈣、磷、脂溶性維生素 A、D、E 等。

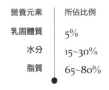

營養元素	所佔比例
乳固體質	5%
水分	15~30%
脂質	65~80%

好油好好吃
奶油酪梨飯

材料
少許奶油約 20 公克
酪梨 1 顆（切片）
醬油 1T
檸檬 1/4 顆或是醋 1T

開始動手

1. 將奶油在鍋內溶解，熄火後依序加入醬油、檸檬汁（或醋）。

2. 酪梨切片擺放在白飯上，淋上 1. 醬汁。

3. 放上手撕海苔，並撒上少許七味辣椒粉即成。

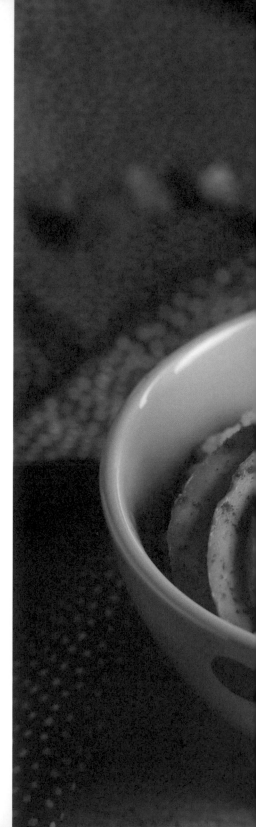

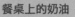

好油
好好吃

餐桌上的奶油

收攏全球人心的濃滑奶香

最佳油溫範圍：冒煙點約 150°C
料理變化方式：水炒、熬、醬、燉、煮、焗烤

與中國的邊疆民族相似，古羅馬和古希臘時
期，奶油與牛奶都是游牧民族的主要飲食內
容，只有高盧人、日爾曼人才食用。這種狀況
一直延續到文藝復興時期，北歐和西歐人漸漸
將它視為貴族食品，自 18 世紀開始，餐桌上
漸漸有了奶油盤，並成為有錢人標榜自己富有
的一種標誌。

許多人為了要提高奶油的冒煙點，會在烹調時
混入植物油。事實上，這並無法提高奶油的冒
煙點，建議直接使用「奶乳酥油」（除去水
分、雜質的奶油）來做高溫烹調。奶油可以直
接塗抹在麵包上食用，也可烘焙糕點，除此之
外，用來烹製牛排、魚類、水果等也十分的美
味。

奶油脂肪酸屬短鏈，分子小的東西較好消化吸
收。所以，當被告誡奶油吃多了容易肥胖，其
實這只說對了一半，只要不過量，就可以放心
品嘗。

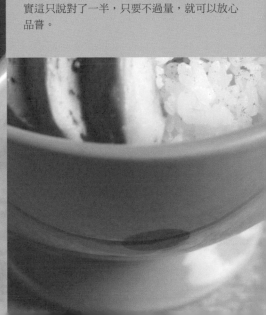

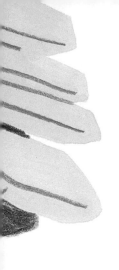

生活中的奶油

酷寒地區預防乾裂凍傷

奶油在歷史上的用途堪比「萬金油」，被世界各地的人廣泛應用於日常生活中，古希臘人和古羅馬人曾經把黃油當作「早晚霜」塗在皮膚上，或當作「髮蠟」抹在頭髮上，達到「油頭粉面」的滋養效果。這正好是適合部落民族抵禦嚴酷冬天的潤膚品，也曾經是法國文藝復興時期的美容品。適合保養使用的範圍如下：

· 低溫保護避免皮膚凍傷
· 滋養軟化粗糙厚皮或疤痂

超級礦物質硒與維生素 A

短鏈脂肪酸因為碳鏈比較短、分子小，被分解後可以透過淋巴進入肝臟和血液，進而帶到身體各處，當人體機能運作需要時，也會很快被當成能量使用掉。因此，貪嘴多吃了一塊派或是蛋糕，無需感覺罪惡，運動、勞動一下即可代謝掉！當然，前提是這些糕點不是用其他反式脂肪酸製作的。

奶油含豐富脂溶性維生素 A、D、E、K，以及豐富礦物質硒來源，尤其是維生素 A，攝入 10 克奶油即可提供 8% 人體每日

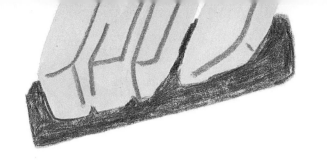

所需的維生素 A。北歐人甚至認為，奶油可以預防腎臟和膀胱結石。相關醫療用途如下：

- 增強體力、促進骨骼成長
- 保健視網膜健康
- 預防泌尿系統結石
- 調節血鈣預防憂鬱

自製有機奶油 DIY　牛奶在密閉的容器中通過劇烈搖動，乳汁與牛脂會自然分離。因此，在家自製奶油相當容易，可以選購品質較優的牛奶，無需擔心香精、色素奶粉等添加物。

<table>
<tr><td>材料</td><td>有機鮮奶油 500ml、冰水 1500ml、密閉玻璃罐子一只。</td></tr>
<tr><td>開始動手</td><td>

1. 將鮮奶油倒入玻璃罐一半的高度，蓋緊蓋子開始上下搖動。大約 5 分鐘後，就會呈現牛奶與牛脂上下分離的狀態（時間視個人手勁而異）。當牛奶成乳清狀就意味著牛脂與牛奶成功分離了。
2. 取一濾網或是紗布，將牛奶、奶油分離瀝出。
3. 取一大碗倒入些許冰水，將奶油用橡皮刮刀按入冰水中，這時奶油會迅速變硬、水呈混濁；倒掉混濁的水，再倒入冰水清洗；重複此動作 5~6 次。此過程是要將奶油中的剩餘水分清析出來，延長保質期。
4. 最後用烘焙紙將奶油捲起，用手壓緊擠出多餘水分，直接放入冰箱；或是放入消毒過的玻璃瓶中保存。存放冷凍庫約維持 3 個月，冷藏庫約維持 3 週，若放在室溫只能保存 3~4 天。

</td></tr>
</table>

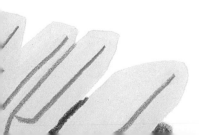

擠乳女工意外催生「牛痘疫苗」的發明

奶油可以從牛、綿羊、山羊、驢、馬、水牛和犛牛的乳汁提攬製成。然而駱駝的奶，由於脂肪球非常小，難以攪動使其凝固，因此，駱駝奶無法製作奶油。

奶油從某些層面來說相當獨特：屬於動物的油脂，但無須殺戮動物取得。另外，奶油需要依靠人類的提取、攪動，因此反推而言，世界上如果沒有人類的話，也不會有奶油的存在。

乳糖不耐症可不是腸胃不佳，而是遠古基因在作怪！英國《自然》雜誌解釋：古人在喝牛奶之初就發現了這個問題，1萬年前的中東，便學會了用發酵方法製作奶酪或酸奶，以降低乳糖水平。

考古也發現，距今約 7500 年，一個基因突變從中歐擴散到了整個歐洲，使人類產生乳糖酶，可以終生飲用牛奶。隨著人口遷移、通婚，乳糖耐受基因逐步提高。目前多數祖籍西歐的人能更順利消化牛奶；而東亞人、撒哈拉沙漠以南的非洲人和美洲、大洋洲的原住民族，在成年後則會出現較多的乳糖不耐症現象。

罕薩部落的百歲傳奇

奶油含有膽固醇、屬飽和脂肪、會阻塞血管？許多年來，我們將奶油與肥胖、心血管疾病劃上了等號。

事實上，以奶食為主要膳食結構的許多地區，人民往往健康長壽，居住地更是世界著名的長壽之鄉，如中國「和田、沙雅」等南疆地區；位處偏遠地帶的巴基斯坦、印度、中國之間的喜馬拉雅山脈的「罕薩部落」等，人民平均壽命115歲以上或更長。這些地區的居民，都以豐富的各類奶食為主要架構，像是奶油、開菲爾（牛奶酒、發酵奶飲）、牛奶、酸奶、奶豆腐

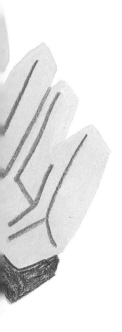

等。所以，奶製品到底安不安全，健不健康，關鍵完全在於製作的原料成分是否天然純淨。

牛奶是好食物嗎

奶油來自於牛奶，牛奶以飲品的方式出現，帶來另一種享受乳香的方式。喝牛奶的習慣，從西亞走向全世界的數千年來，人類享用牛奶的歷程，有許多的故事值得一提，其中多次甚至可說是牛奶拯救了人類。

1772 年飢荒期間，牛奶是北美洲當地人的救命恩物，紓解當時的糧食荒；1796 年，英國醫生愛德華‧琴納飽發現，擠乳女工人對天花有免疫力而得到啟發，發明了「牛痘疫苗」，中止歐洲人受天花肆虐之苦。現代許多亞健康問題、兒童發育成長、病人補充體力，我們常藉由牛奶獲得健康和醫治。撇除乳糖不耐症的問題以及狂牛病的特殊威脅，大致上牛奶對人是友善的食物。

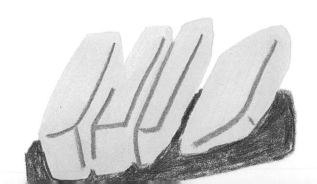

5

冷溫油

涼拌、沙拉、冷食、醃、泡
潤滑爽口與油香共舞

油品名稱	冒煙點 ºC（攝氏）	涼拌冷食馭油經
月見草油 Evening Primrose oil	冷溫食 49℃ 以下	幾乎所有的油脂都合適做涼菜，像是冒煙點符合
黑種草油 Black cumin oil	冷溫食 49℃ 以下	高、中、低溫烹調的天然油脂，都可以用來製作
杏核油 Apricot oil	冷溫食 49℃ 以下	冷食料理，像是冷沙拉、溫沙拉、開胃菜、涼
雪松油 Cedar nut oil	冷溫食 49℃ 以下	拌、冷食、醃、泡等。如果在常溫中呈現固態的
玫瑰子油 Rose hip oil	冷溫食 49℃ 以下	油脂，如椰子油、奶油，則需要事先化軟再使用。

振奮味蕾，小清新油拌料理

將生鮮或燙熟的蔬菜、肉類放進大碗中，藉由冷溫油液的淋拌彙整，即可製作出味道和諧、豐潤可口的菜餚，快速就能大快朵頤了。少了加熱程序的催熟，涼菜保留了蔬食的爽脆和鮮明原味，加上一些油醋、辛香料、檸檬或漿果汁液調製，可變化出酸洌、辣爽、甜冷或麻香等風味，非常適合做為夏季時的清新料理，亦可做為冬天熱食前的醒胃前奏。

對健康來說，冷油料理的最大優點是保留住食材大量的維生素和酵素，並且同步攝取到天然好油的營養精華，同時避免油脂高溫烹調變質的顧慮，為健康大大加分！

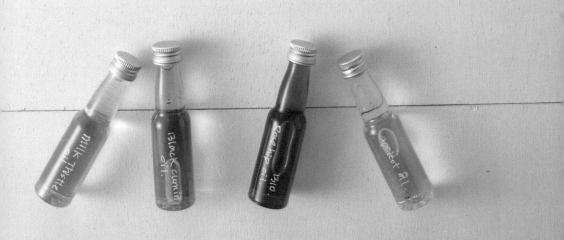

月見草油

Evening Primrose oil

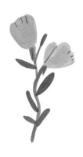

產期	花季春至夏季後結籽
口感氣味	強烈海帶味
保存方式	冷藏或放置陰涼處
取油物理壓榨法	採摘→收集籽→碾磨→壓榨
出油率與油色	出油率 35~45%，油色黃綠色。

驚艷醫學界的健康利器

夜晚開花的神祕醒酒草

晚上開著小黃花，白天一點也不起眼，就像路旁常見的野草一般，然而，獨具慧眼的印地安人，是最早發現月見草渾身是寶的民族。

月見草也叫做晚櫻草、待宵草、夜佳麗、夕化粧，喜好生長在沙地、荒廢的空地、鐵路的沿線或是鄉下的路旁，隨處都可見到它自在的身影。

這原屬於印地安部落的生活智慧，由於具有高實用性與經濟價值，現在，除了原生地中、北美洲之外，世界各地的農田也常常可以看到整片的月見草。栽種月見草對農人而言，獲利相當可觀，播種 1 公斤的種籽，可以收成 1000 公斤的種籽，很驚人吧！

月見草的營養和經濟價值逐漸被開發，也被拿來榨油，滋味特殊，蘊含的成分不僅能調理體質，還有助於精神病症的防治，身價地位翻升，連它開的小花也跟著受到喜愛，常見於甜點的食用墜飾，或是製作成花卉冰塊，使用於雞尾酒及飲料中，有強肝、減緩酒醉的作用。

戰勝四次冰河期的強韌生命力

墨西哥和中美洲地區在 7 萬年前,就已經發現月見草的芳蹤。月見草也曾在北美洲大量繁衍,但是中間經歷了 4 次的冰河時期,每一次月見草都幾乎被冰河覆蓋摧毀,不可思議的是,每次總有少部分的月見草能倖存,因此至今得以繼續在北美洲繁衍下去,流傳著屬於它們的風霜歷史。

數百年前,充滿智慧的美洲印地安人,就已經懂得在日常生活中應用月見草的療癒功能了。印地安人沒有自己的文字,卻有著豐富的口頭文學,口耳相傳月見草的美好。其中一支位於北方的部落歐吉寶,是最早發現月見草藥用、食用價值的部落民族。他們將整株月見草泡在溫水中,當成茶飲醫治感冒、咳嗽;或是搗爛成糊膏狀治療皮膚問題、氣喘;以及做為打鬥、狩獵時跌打損傷的狗皮膏藥。

在歐洲人來到之前,印第安人及北美洲的其他原住民,一直生活在這片廣闊的土地上。17 世紀初,英國人民由於政治、宗教和經濟問題,開始向北美殖民,許多移民至美國的歐洲殖民者,將月見草帶回到英國與德國,將它視為食物,融入日常飲食中,月見草的生長地,也開始從美洲擴展到世界各地。月見草整株都可以食用,其花朵亮麗鮮豔,在花季時期,常會出現在產地的料理上,或是利用花朵來做糕點的裝飾,雅緻、美味、健康一次兼顧!

好油好好吃
長刨香菜黃瓜卷

材料	醬料
大黃瓜	奶油乳酪
紅白蘿蔔	月見草油
甜菜根	酸豆適量
小黃瓜等根莖類蔬菜	
香菜	

開始動手

1. 大黃瓜刨長片、蔬菜切長條棒狀、香菜切長段保留完整葉片。

2. 奶油乳酪與月見草油（比例為 10：1）攪拌均勻，若使用醋代替酸豆，此時加入拌勻。

3. 蔬菜棒、香菜平鋪在大黃瓜片上，灑上酸豆 2~3 顆並在根部裹上醬料，捲起後即可。

● 小技巧

若是沒有酸豆，可用蘋果醋、覆盆子醋代替。

好油
好好吃

餐桌上的月見草油

特殊海洋風味主題油

最佳油溫範圍：冒煙點 49℃ 以下
料理變化方式：冷沙拉、溫沙拉、開胃菜、涼拌、冷食、醃、泡

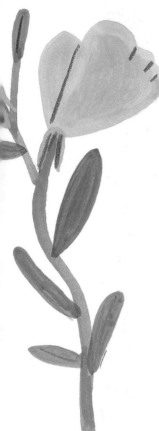

生活中的月見草月

濕疹、皮脂腺調理油

印地安原住民早期將月見草種籽磨碎，敷抹在皮膚患部或濕疹處，確實可以用來調節皮膚細胞代謝和皮脂腺的分泌。對於乾性老化或乾裂的肌膚、長期處在空調造成的肌膚乾化，也都是極佳的保濕劑。相關保養運用範圍如下：

・改善皮脂腺阻塞問題
・促進皮膚細胞代謝
・滋潤保濕老化乾裂肌膚
・臉部、胸頸保養按摩油

細胞代謝 4 週療程配方油

調配比例	月見草油10ml＋椰子油50~100ml（或甜杏仁油）調拌均勻，塗抹在臉部和胸頸上方輕輕按摩。
同步飲油	除了外用，建議同時攝取月見草油，持續 4 週，為 1 個完整療程！

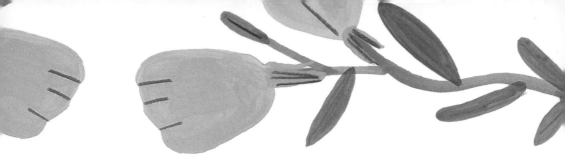

調理激素分泌，防治精神分裂

早在 1614 年，已有植物學家將月見草從維吉尼亞洲帶到歐洲，進行植物學的研究。1917 年，一位名叫恩格的德國科學家，發現月見草的種籽提煉出的油脂，不同於已知的油酸和亞麻油酸，他們將這個新發現命名為「γ 亞麻酸」GLA。1927 年，另外三位德國科學家重複實驗，對「γ 亞麻酸」的化學結構有更深入的瞭解。直到英國科學家以白老鼠進行動物實驗成功，詳細研究分析後發現：γ-亞麻酸非常容易被人體重要的組織和器官細胞吸收，其活性物質比亞麻酸高 10 倍以上。月見草油令人驚豔的療癒力從此成名，被廣為流傳，並得到「帝王萬靈藥」的尊稱！

世界上有超過 200 個研究機構和醫院，將月見草視為研究的重心，能如此引起科學界的研究熱潮，是因為月見草油的神奇油脂結構。人體細胞膜中的必需脂肪酸含量多寡，決定了細胞膜的流動和彈性，月見草油可以增加細胞膜的必需脂肪酸成分，也可增加人體內的重要調控物質「前列腺素」。前列腺素存在全身各組織器官，可以調控體內每一個生化反應。

月見草所含的 γ 亞麻酸，是亞油酸代謝生成的 ω-6 多元不飽和脂肪酸的中間產物，對於減少膽固醇和動脈粥樣硬化、防治多種硬化症有顯著療效，並且有抑制癌細胞生長的作用。相關療癒項目包括：

- 防治雷諾氏症候群、多發性硬化症
- 改善濕疹皮炎、異位性皮膚炎
- 調節經前症候群、更年期、前列腺素、雌激素
- 防治糖尿病周圍神經病變
- 預防精神分裂
- 改善類風濕性關節炎
- 治療過動兒症狀

讓妳更有女人味的副作用

18 世紀，當時有許多載運棉花的貨船，由美洲開往英國。由於棉花很輕，船隻載運棉花遇風浪容易搖晃，因此，船員們會用美洲的泥土作為壓艙物，增加船身的重量來穩定貨船。當船到達英國後，這些泥土就被傾倒在港口附近，泥土中夾帶的月見草種子，就這樣神鬼不知的飄洋過海到了英國。

現在，許多像利物浦這樣的大港，附近茂盛的月見草都是這樣「偷渡」過來的。

1980 年，農藝學家開始將月見草當作農作物來栽培，月見草從路邊的小黃野花變身成為經濟作物。大多數的農作物都已經栽種了好幾個世紀、甚至上千年，農夫非常熟悉其種植方式，但是月見草為一種新的「農作物」，初期種植時確實經歷了一些挑戰。

野生月見草會同時有成熟、未成熟的種子，剛開的花和新生的花苞都在同一植株上，農藝家後來成功改良了月見草，讓它的結子期集中在某一個特定時段，如此採收起來更具經濟效益。

月見草油可用於改善經前症候群、更年期等不適症，在調節女性激素分泌的同時，另一個「副作用」是豐胸！除了攝取月見草油一段時間會發現乳房增大之外，以「月見草油＋玫瑰子油」按摩胸部，也會有豐胸、堅挺的效果。

γ 亞麻酸動物實驗

直到1960年代，英國科學家才開始研究 γ-亞麻酸對健康的影響，在實驗室中先讓一群大白鼠缺乏必需脂肪酸，數星期後，這些老鼠出現了掉毛和皮膚問題等病症。他們將這群生病的白鼠分成兩組，一組餵食常見的亞麻油酸；另一組餵食 γ 亞麻酸。結果令人驚訝，餵食 γ 亞麻酸的白鼠復原得相當快速，也因此奠定了月見草的醫學藥用地位。

醫藥尖兵
γ 亞麻酸之多方位療效

月見草特殊成分 γ 亞麻酸，其強大效果包括以下幾項：

- 協助細胞生產健康的細胞膜
- 在體內轉換成具有生理活性的物質「前列腺素」。γ 亞麻酸和前列腺素共同合作，才能維持人體健康。
- 調節體內的雌性素、黃體酮及泌乳激素，改善經前症候群。
- 管理皮脂腺代謝，改善皮膚失調。
- 抑制血栓形成及血小板凝聚，維護血管循環暢通。
- 膽固醇代謝。
- 擴張血管、降低動脈壓和血壓。

寵物特區
治療汪喵濕疹症

許多治療過敏性濕疹的獸醫建議：讓毛小孩補充月見草油可以改善皮膚狀況，包括皮膚發癢、乾燥、掉毛、紅腫和浮腫。除了皮膚發癢之外，月見草油可以減輕其他皮膚症狀，連掉毛的區域都會逐漸康復，長出新毛。

冷溫油

黑種草油
Black cumin oil

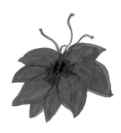

項目	屬性
科屬	毛茛科
主要產地	西亞、地中海
品種	20 幾種
產期	一年生植物
口感氣味	強烈香料、茴香味
保存方式	放置於陰涼處
取油物理壓榨法	採摘→收集籽→乾燥→脫粒→碾磨→壓榨
出油率與油色	出油率約 35~40%，油色偏紅深棕色

近似茴香的獨特氣息

性熱味辣的療癒香料

黑種草屬於植物毛茛屬，廣泛分布在地中海、中歐、西亞等地，又稱黑茴香、小茴香，也稱莞荽、黑莞荽、黑孜然；西方另外有個浪漫的暱稱為「薄霧之愛」。

黑種草性熱味辣，是一種美麗且多用途的草藥，也是維吾爾醫學中一種習慣用藥，很早以前就被做為香料烹調，或使用在自然療法的醫療用途上。

黑種草不只是有療效的香料，也是美味可口的調味料。許多傳統的菜餚如酸菜、球芽甘藍（如高麗菜）、皺葉甘藍等，調配黑種草當香料，更顯香甘美味。

黑種草油似茴香特殊的香味，具有幫助消化的特性，也常應用於地中海風味料理的煎肉、燉肉，或是香腸與肉醬的調味料，搭配其它香料如薄荷、蒜頭、莞荽與百里香，或是代替胡椒使用，都能使湯品、蔬菜、焗烤風味更上層樓。

歹竹出好筍·旱地養大的植物醫生

黑種草最早源於小亞地區，即黑海與地中海之間。早在 3000

年前，埃及就深知黑種草的神奇療效。印度的藥書中，也曾記
載著黑種草具有清神醒腦、滋補養身的效果，內含的營養成分
多元豐富，超過百種以上，應用範圍廣泛。

今日在北非、西亞及東南歐都有栽種黑種草，這些地區的乾燥
氣候及特殊沙質土壤，提供了黑種草最理想的生長環境與條
件。直到今日，這些地區居民仍將黑種草視為家庭必備品，同
時是料理香料亦是治病草藥。其中，以埃及品種的黑種草，最
適合用在醫療用途上，現在阿拉伯沙漠中的綠洲，也特別大量
栽種此品種。

阿拉伯文化祝福的種籽

最早記錄黑種草的栽種與使用方法，源自於古埃及。黑種草油
是古埃及人古銅色粉底的成分、埃及豔后的御用保養油，也是
皇室御醫的錦囊妙藥。就連埃及法老王圖坦卡門的墳墓中，也
發現有黑種草油的陪葬品。說明了黑種草在埃及皇室與人民心
目中的神聖地位。

在阿拉伯文化中，黑種草稱之為 Habbatul barakah，意思指
「被祝福的種籽」，伊斯蘭教的先知穆罕默德曾這樣形容黑種
草：「除了死亡，黑種草能治百病」。可見當時黑種草已具備
強大的醫藥地位，現今醫學研究亦證實黑種草確實具有諸多療
癒功能。早期的民俗療法，許多都具有相當的醫學價值和可信
度，令人不得不讚嘆先人的智慧。

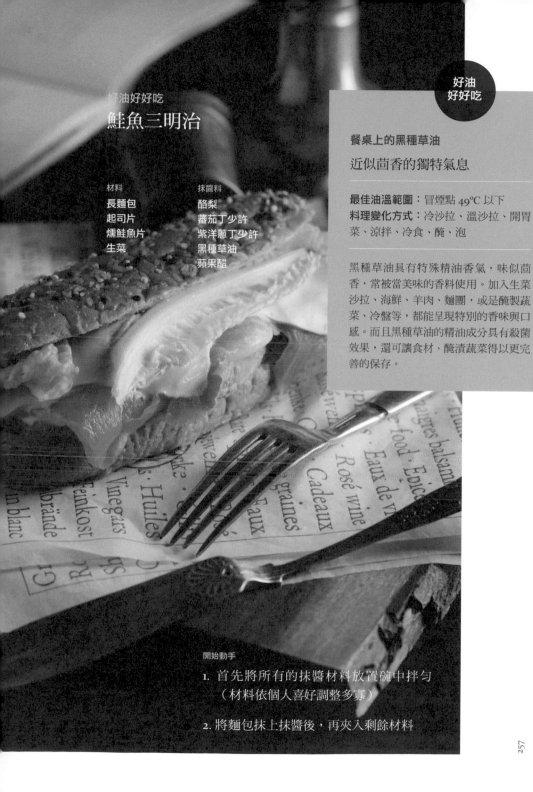

好油好好吃
鮭魚三明治

材料
長麵包
起司片
燻鮭魚片
生菜

抹醬料
酪梨
蕃茄丁少許
紫洋蔥丁少許
黑種草油
蘋果醋

餐桌上的黑種草油
近似茴香的獨特氣息

最佳油溫範圍：冒煙點 49°C 以下
料理變化方式：冷沙拉、溫沙拉、開胃
菜、涼拌、冷食、醃、泡

黑種草油具有特殊精油香氣，味似茴
香，常被當美味的香料使用。加入生菜
沙拉、海鮮、羊肉、麵團，或是醃製蔬
菜、冷盤等，都能呈現特別的香味與口
感。而且黑種草油的精油成分具有殺菌
效果，還可讓食材、醃漬蔬菜得以更完
善的保存。

開始動手
1. 首先將所有的抹醬材料放置碗中拌勻
   （材料依個人喜好調整多寡）

2. 將麵包抹上抹醬後，再夾入剩餘材料

257

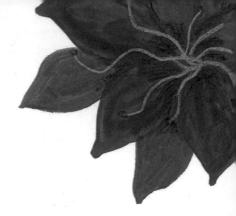
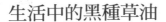

生活中的黑種草油

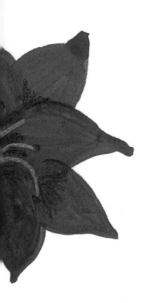

促進血液循環，肌膚緊實光澤

黑種草油可以讓結締組織緊緻，並促進皮膚的血液循環，非常
適合做肌膚的保養油。相關保養範圍包括：

・深層滋潤乾燥肌膚
・緊緻締結組織
・促進代謝老廢細胞

【油養沙龍】緊實潤澤油

配方比例：黑種草油 + 小麥胚芽油（1：1）

【油養沙龍】安撫面膜

材料：蛋黃 1 顆、黑種草油 1t、小麥胚芽油數滴、檸檬汁數
　　　　滴、蜂蜜少許
做法：放在碗內調和均勻後，敷於臉部約 20 分鐘，最後用溫
　　　　水洗淨。

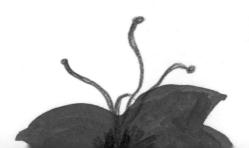

超級藥源，超過 100 種有益成分

黑種草油含有約 100 種不同的有益成分，最重要的是多種不飽和脂肪酸，對人體的免疫系統有相當的助益。一般過敏患者因為前列腺分泌失調，需要多攝取不飽和脂肪酸，只要有恆心的攝取補充，就會減輕和改善過敏症狀。

黑種草油味道芳香刺激，具有提神醒腦、助消化、健胃整腸、消除便秘、利尿、通經理帶、消炎化腫、滋補催奶、發汗祛風、驅蟲等醫療作用，尤其對肺和脾胃最有功效。皂綴素、醚性成分和鞣質，有助於消化道與排泄系統；γ - 亞麻酸可鞏固細胞膜，產生前列腺素防止發炎、過敏，並發生像荷爾蒙般的結合作用，產生免疫系統調節物質。

黑種草油含 1% 的精油成分，不論用塗抹或口服，都可舒緩支氣管收縮導致的呼吸困難現象，可緩和支氣管氣喘、咳嗽。直接口服還能保護腸壁黏膜，有效改善神經性皮炎問題以及胃腸脹氣毛病。但注意口服療程不可超過 15 週！黑種草油重要的療癒項目包括以下幾項：

- 緩解氣管炎、氣喘、百日咳、花粉熱（每年一月攝取）
- 整脾胃、助消化
- 促進排泄功能
- 防治 II 糖尿病
- 調節免疫性疾病

・治療異位性皮膚炎、頑強黴菌、牛皮癬、風濕
・順暢哺乳期的乳腺
・鎮痛、止痙攣

黑種草百靈油膏 DIY　黑種草油膏可改善、抑制發炎症狀，對呼吸道過敏具強大效用，並能緩和氣管收縮所導致的氣喘及咳嗽等現象，也能舒緩皮膚發炎時不適、腸胃漲氣、預防或治療感冒、鼻塞、鼻竇炎、花粉症、頭痛、提神、胃脹氣、傷口等，蚊蟲叮咬、止癢都有其效果，可塗抹於鼻下及太陽穴或肚臍周圍。寵物皮膚問題也適用。

材料	黑種草油、杏核油、蜂蠟（植物油：蜂蠟＝冬天 5:1 / 夏天 4:1）
精油	胡椒薄荷、藍膠尤加利、百里香、茶樹（精油為材料油量的 5%）
開始動手	1. 將所有材料用中小火（約 70 度）加熱至完全溶解。 2. 材料離開爐火稍微冷卻，依序加入精油：茶樹、百里香、尤加利、胡椒薄荷（胡椒薄荷需要最後加）。 3. 倒入玻璃製乳霜罐中存放。

醫藥處方

急性腸胃不適：西方民間自古流傳的天然草藥療法。

- 牛奶 200ml、黑種草油 2T、蜂蜜 1T
- 牛奶加溫後移開，加入黑種草油、蜂蜜攪拌至完全融合

醫藥處方

脹氣、消化不良、濕疹：黑種草有利調整消化系統功能。

- 黑種草油 1T、蘋果醋 0.5T（或無花果醋），混合後飲用，最後再喝點溫開水。

醫藥處方

關節發炎、疼痛：黑種草油可當外擦劑，消緩不舒服的關節。

- 黑種草油 2T 隔水加溫，然後塗抹在發炎或不舒服處，稍加按摩。

冷溫油

杏核油

Apricot oil

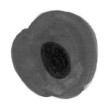

口感氣味	甜香杏糖味
保存方式	置於陰涼處
取油物理壓榨法	採摘→收集核仁→脫殼→乾燥核仁→碾磨→壓榨
出油率與油色	出油率 40~45%，油色金黃色。

屬於天堂的杏仁糖泥香味

盡在滿山甜蜜仙果

翻過古絲綢之路紅其拉甫的山口，沿著連接中國與巴基斯坦的喀喇崑崙公路縱深而入，隱匿在喜馬拉雅深山的罕薩河谷，居住著巴基斯坦與世隔絕的長壽族—罕薩族人。

罕薩人在這 360 度雪山環繞的河谷裡，開闢了層層梯田，從河岸直上山腰，種植漫山遍野的杏桃樹、梨樹和蘋果。其中「杏」是罕薩族人的最愛，也稱山杏、杏仁，他們將杏做成了各式各樣的食品，如：杏桃醬、杏桃脯、杏汁、杏酒，甚至杏桃湯等。罕薩人還將退去果肉的杏核仁碾磨榨成杏核油，用於日常的烹飪、美膚保養上。

罕薩的飲食文化與巴基斯坦相似，喜歡香辣、沒有炒菜習慣，無論是牛、羊或是豆類、蔬菜等都喜歡燉得軟爛，最後再淋上杏核油。長年以杏桃脯、杏核油為食，罕薩族人健康少生病，被認為是世界上最長壽的民族。

過去 2000 多年來，罕薩人幾乎與世隔絕，過著平靜簡樸的日子，直到 20 世紀喀喇崑崙公路的開通，這個隱匿在喜馬拉雅崇山峻嶺懷抱的絕美河谷，才開始為世人所知。900 年來無人罹癌、平均壽命 117 歲，罕薩族人喜愛的杏桃，還有哪些更多的秘密，快來一探究竟。

香格里拉的百歲桃花源

18 世紀杏桃樹才被引進美國，西班牙探險家將杏桃帶到美國加州，第一次栽種杏桃是在 1792 年，現今，加州的聖華金河谷，

已成為出產 95% 以上的美國杏桃主產地。

杏桃樹是一種矮小的古老野生果樹，可追溯至 4000 年前，起源於中國大陸東北地區靠近俄羅斯一帶，之後橫跨波斯帝國到達地中海。西元前 60~70 年，經義大利人和希臘人傳播到歐洲其他國家，羅馬帝國之後，歐洲各國便開始大量栽種杏桃樹。

杏桃屬薔薇科，一般多栽培於低山地或丘陵山地、梯田。李、杏、桃、櫻桃、蘋果、梨、枇杷、草莓等也為同科植物，皆為多汁甜美的果物。杏桃富含維生素 A，但是出產的顛峰時間極短，常被加工為果醬、杏脯、罐頭等方法來保存，皮肉皆可食用；杏核則可榨油，營養豐富，適合做為美容或烹調用油。

好油好好吃

滿園春色杏沙拉

材料
沙拉葉（菠菜、芝麻葉等）
杏桃脯（或是新鮮杏桃、水蜜桃等）
乳酪
薄火腿

醃製
蘭姆酒適量

沙拉醬
杏核油
無花果醋（或蘋果醋）
優格（油 3：醋 1：優格 1）
乾洋蔥適量
鹽少許
黑胡椒少許

開始動手

1. 將沙拉醬料全部混合均勻，若無乾洋蔥可使用新鮮紫洋蔥代替。

2. 將蘭姆酒醃過杏桃脯，並稍微蒸軟，取出放涼。若有新鮮杏桃或是水蜜桃，可以切對半後，置平底鍋上乾烙。

3. 葉菜類排盤、放上杏桃脯、奶酪、醬料即可。

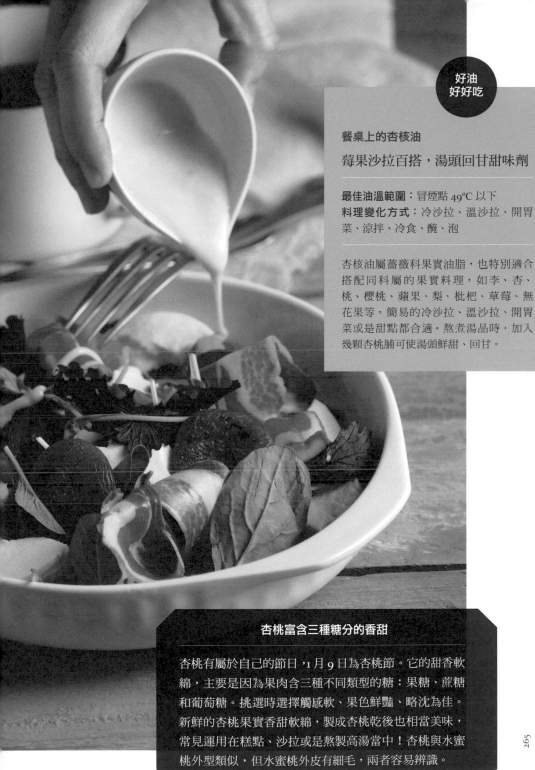

餐桌上的杏核油

莓果沙拉百搭，湯頭回甘甜味劑

最佳油溫範圍：冒煙點 49℃ 以下
料理變化方式：冷沙拉、溫沙拉、開胃菜、涼拌、冷食、醃、泡

杏核油屬薔薇科果實油脂，也特別適合搭配同科屬的果實料理，如李、杏、桃、櫻桃、蘋果、梨、枇杷、草莓、無花果等。簡易的冷沙拉、溫沙拉、開胃菜或是甜點都合適。熬煮湯品時，加入幾顆杏桃脯可使湯頭鮮甜、回甘。

杏桃富含三種糖分的香甜

杏桃有屬於自己的節日，1 月 9 日為杏桃節。它的甜香軟綿，主要是因為果肉含三種不同類型的糖：果糖、蔗糖和葡萄糖。挑選時選擇觸感軟、果色鮮豔、略沈為佳。新鮮的杏桃果實香甜軟綿，製成杏桃乾後也相當美味，常見運用在糕點、沙拉或是熬製高湯當中！杏桃與水蜜桃外型類似，但水蜜桃外皮有細毛，兩者容易辨識。

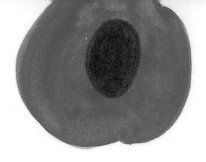

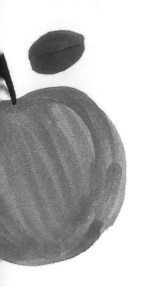

生活中的杏核油

溫和撫觸，嬰兒、早衰肌膚適用

杏核油含有較多的單一不飽和脂肪酸及亞麻酸，很容易被肌膚所吸收，能提供細胞所需的精華和高度的維生素 A，適合早衰、敏感膚質，特別是正常偏油性肌膚，適合塗抹頸部或是眼部周圍，也可做為寶寶的按摩油使用。

杏核油極富營養、滋潤，卻不油膩，有舒緩、放鬆功效，能回復肌膚的細嫩柔美。杏核油液的特性和結構類似杏仁油，除了脂肪酸外，更富含 γ 生育酚（甜杏仁油比例較高為 α 生育酚），具極佳保養效果，能滋潤改善敏感性、乾燥、脫屑和搔癢性症狀。相關護膚保養作用如下：

・適用正常偏油性肌膚
・改善敏感、乾癢、脫屑問題
・母嬰按摩油
・滋養受損乾燥髮質

腸道癌拔根及輔助治療品

癌症不可能在吃杏桃的人體內生存。這個論點和許多杏桃有關的食譜、療效，都是從研究喜馬拉雅山上罕薩族而來的。罕薩

族人吃大量的杏桃，不得癌症、健康長壽，被喻為不生病的民族。令人大感不可思議！

杏核油不但能生津止渴、潤肺定喘，還可以滑腸通便、減少腸道癌的發生。相關療癒功能如下：

- 防治腸癌、癌症輔助治療
- 防治關節風濕症
- 預防動脈硬化
- 潤肺緩咳

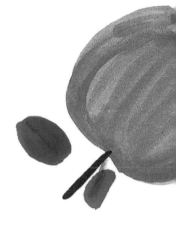

平日保養、藥用治療飲油量	平日保養	1 茶匙 / 每日（約 7 顆杏核仁）
	藥用治療	· 1~1.5 茶匙 / 每日 40~55 公斤（1 顆杏核仁體重每 5 公斤） · 1.5~2 茶匙 / 每日 55~65 公斤

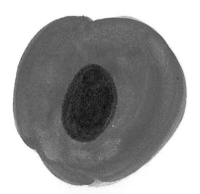

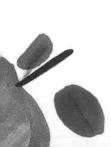

用於榨油的杏核油原料，並非取自我們中醫用來入藥的苦杏仁。另外，存在苦杏中的微毒成分「苦杏仁　」和「苦杏仁酶　」不溶於油脂中，因此，無論是甜杏仁油還是杏核油，有毒的氫氰酸是不存在的，不須擔心。

桃李天下杏味濃，走進文人的時光廊道

杏桃樹在文學中是精神高尚的象徵，能觸動美好的心靈感受。我們常用來稱讚醫生界為「杏林」；讚美教育界為「杏壇」，其中的「杏」指的就是杏桃樹。

杏林

三國時代吳人董奉隱居廬山，為人治病不收錢，僅要求重病治癒者，植杏樹五株、輕者一株，數年後得杏樹十餘萬株，蔚然成林（見《太平廣記》）。此後人們便以「杏林」指醫學界，如：杏林高手。

杏壇

孔子授徒講學的地方，語出《莊子》：「孔子遊乎緇帷之林，休坐乎杏壇之上。」後人因而在山東曲阜孔廟大成殿前築壇、建亭、書碑、植杏，取名杏壇。今以「杏壇」泛指教育界，如：杏壇芬芳錄。

紅杏出牆

中國頗多詩詞吟誦杏桃樹，宋代葉紹翁的詩「滿園春色關不住，一枝紅杏出牆來」。原意是讚頌：「隱居不出，但其美好高尚的品性才德、博學多聞，著實令人嚮往不已，關也關不

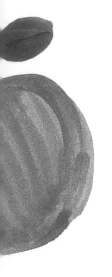

住！」但後來被曲解誤用，轉意用來暗指有夫之婦的婚外戀。

浪漫愛情象徵物

杏桃樹的表情豐富、花型嬌豔，果實長得鮮紅飽滿，很像女性的豐臀，因此與浪漫、慾望有關的愛情故事，許多都與杏桃沾上關係。16 世紀，中亞藥草學文獻記載相關的愛情靈藥或符咒，杏核從不缺席，為必要配方之一。

百顆杏桃百歲人

喜愛杏桃、杏核油的罕薩人，每天要吃 100 多顆杏，以攝入充足的維生素，增強免疫力，他們飲用烏爾塔冰川融化下的雪水當飲用水，與世無爭，造就了平均壽命在一百歲以上，而且很少生病，幾乎不見癌症、心臟病、血壓異常等現代人常見的慢性疾病，名列世界五大長壽鄉之一。天然的食物以及環境純淨、內心的和平，讓我們見證了人類壽命其實可以更長久！

追求健康的烏托邦

英國人詹姆士‧希爾頓著名小說《消失的地平線》改編的電影，就在罕薩地區拍攝，因此成了西方人心目中「香格里拉」的代名詞。宮崎駿《風之谷》裡娜烏西卡，駕駛飛車掠過的那片美麗山谷的原鄉，故事背景也在罕薩。

每個人心裡都有一個烏托邦，一個罕薩香格里拉，在那裡面，應該也要為自己的健康栽下一片長生的杏桃林！

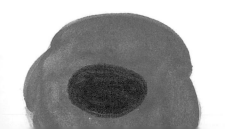

冷溫油

雪松油

Cedar nut oil

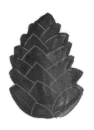

產期	松毬果熟成需兩年，採收期為 8~9 月份
口感氣味	松脂香味
保存方式	陰涼處可存放一年
取油物理壓榨法	收集→脫毬果外殼→乾燥核仁→碾磨→壓榨
出油率與油色	出油率 47%，油色黃金色。

西伯利亞的冰原奇跡

針葉、樹皮、松子渾身是寶

古老傳說中，西伯利亞的泰加林是有生命和情感的森林社會體系，年均溫低於 0°C，居民自嘲：「我們的冬天有 12 個月，剩下的就是夏天」。茂盛的針葉林佔全區山地面積 60~70％，松針具高度揮發性，散發的精油可淨化周圍空氣，因此針葉林的空氣清新無比，松子必然也是純淨不受汙染的營養食源。

雪松也稱為西伯利亞紅松，一整棵雪松從針葉、樹皮都具高度療效，結成的雪松子，是野生動物以及世代居住在山裡的哈薩克族、圖瓦族等原住民的糧食來源之一。

中韓養生藥膳食材

松子、松子油在世界各地的烹調使用，頗具歷史與文化底蘊。中國歷代常將松子當成養生藥膳食材，如雞油炒松仁、蘇遊鳳髓湯、松子粥、松仁海參等。西元 641 年，唐朝文成公主在遠嫁吐蕃時，因水土不服而調配出「松子茶」，隨後也廣為流傳各地區。

韓國在地理位置上與中國東北接近，飲食文化深受影響，也傳承許多美味的松子佳餚。韓國知名的驅寒養身飲品松子茶，就

是來自唐朝的飲茶文化。另外，探討朝鮮宮廷御膳文化的韓劇「大長今」，也可見識到許多的松子料理：烹飪比賽中，醫女長今將一顆顆松子串成甜點；皇上喜愛的「松子拌蝦仁」，則是將松子磨粉，拌入燙熟蝦肉、牛肉、黃瓜、竹筍中；宮廷御用火鍋「神仙爐」，用牛肉、魚片、肝臟、大蔥、胡蘿蔔以及松子等食材做成，這些都是古朝鮮皇帝宴請重臣的必備菜。

松子料理、松科家族，族繁不及備載，還有哪些美味料理、古老傳說、聖經記載、巫師法術賦予的神秘力量，我們一起來看看。

長毛象、劍齒虎沒有帶走的森林

西伯利亞雪松樹又稱為「針葉樹林中的女王」，屬松樹家族，近親為瑞士五針松樹，樹高可達 50 米。最早發現雪松可追溯至數萬年前，最後一次冰河時期結束的時代，在那個年代，許多讓史前人類畏懼卻又追獵著的巨獸，如長毛象、迅掠兇猛的劍齒虎、恐狼到大地獺等，都與雪松樹同時生活在泰加針葉森林中。

雪松樹的樹齡壽命可比人類、野生巨獸要長壽許多，一般可以存活 500~800 年，甚至 1000 年之久。

比手術室更無菌的雪松林

雪松果仁營養豐富，在這寒凍地帶扮演著舉足輕重的能量補給角色，除了是北方鳥類、野生動物的美味食物來源，也是森林原住民的糧食來源之一。

西伯利亞冰天雪地，卻有著豐富的天然資源，以針葉樹為主的森林區帶非常廣闊，能在這極地氣候生存下來的植物，所含的活性物質也異常優異。

西伯利亞針葉林的空氣中幾乎是無菌狀態，比起其它地區的針葉林更純淨，以數據分析：雪松樹林含菌量僅為 200~300/ 每立方米！相比而言，醫院最高規格的外科手術室可容許的含菌量為 500~1000/ 每立方米，相形之下，更能顯見雪松林是如此不可思議的潔淨。

野生採集認證規範

每年的 8、9 月是雪松果毬採集的月份，在這廣闊、滿山遍野的的針葉林中，毬果似乎是取之不盡、用之不竭的。但事實上，從烏拉爾到太平洋延伸的針葉樹林，絕大部分都生長於人跡罕至的地區，因此，僅約 10％的雪松毬果能被人類收集使用。

為了保護雪松果樹，當地政府還訂定「野生採集認證規範」，規定只能從地上收集自然掉落的松果，不能人工拍打強取樹上松果。也因為如此，西伯利亞松子油一直供不應求，除了需應付俄國境內不斷增長的市場，還得加上中國與國際的廣大需求。目前，國際市場參考指標的「倫敦交易所」每公斤的雪松油報價高達 500 美元。

松樹毬果雌雄同株

雪松的樹皮為暗灰或褐色，表層覆蓋著方形裂紋厚脊，針狀樹葉為密密麻麻螺旋狀生長，顏色從淺到深綠，有些品種則有藍綠色的針葉。松樹不開花，但是會生長出錐狀果毬體，而且雪松屬於雌雄同株植物，這意味著雌、雄錐狀毬體會長在同一棵樹上。

另外，松科、柏科、棟科三大家族都屬常青樹，「長壽」為共通特點。有機會走進它們圍繞的森林時，請記得好好深呼吸，體會真正清淨的空氣是什麼感受。

好油好好吃
雪松青醬筆管麵

材料
蘆筍約 15 根
雪松油 1T
鹽適量
黑胡椒適量
長管筆尖通心粉 250 公克
新鮮羅勒葉 4 杯
松子 1/3 杯
蒜頭 2 瓣
雪松油 1/2 杯
帕瑪森起司 1/2 杯
蕃茄乾 1/2 杯

開始動手

1. 烤箱預熱至 220 度。

2. 煮沸一大鍋水，將筆管麵煮熟（一般約
   10~12 分鐘），瀝乾備用。

3. 蘆筍清洗處理後，切成與筆管麵一般長
   段，放置烤盤並撒上鹽巴、黑胡椒粉以
   及 1T 雪松油，烤 10 分鐘。

4. 用食物調理機混合羅勒、松子、蒜頭和
   雪松油，直到它變成糊狀，最後加入起
   司和鹽攪拌。

5. 在一個大碗裡，將煮熟的筆管麵、蕃茄
   乾、烤蘆筍和香蒜均勻拌好，並灑上起
   司，這道筆管麵冷食、熱食皆適宜。

🔵 小技巧

若無蕃茄乾，可以將蕃茄切大片後與蘆筍進烤箱一起烘烤，或是
將蕃茄單獨烘乾！

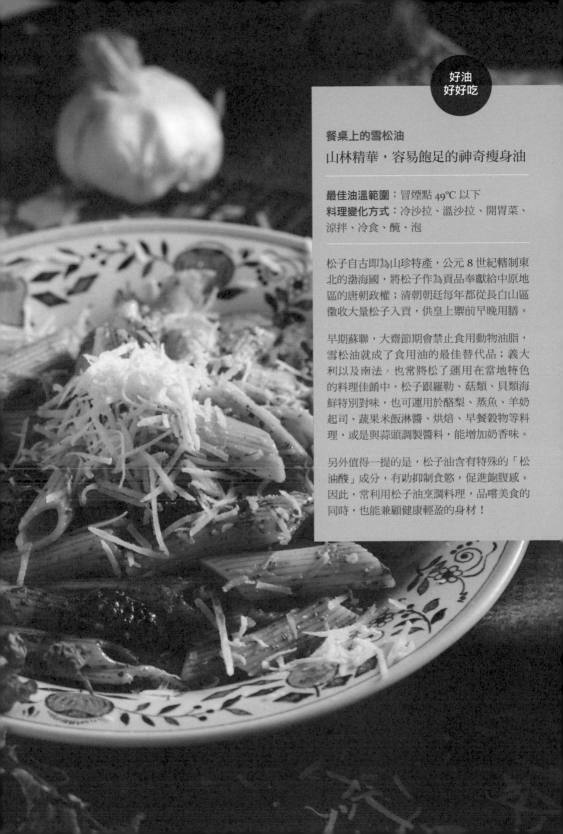

餐桌上的雪松油

山林精華，容易飽足的神奇瘦身油

最佳油溫範圍：冒煙點 49℃ 以下
料理變化方式：冷沙拉、溫沙拉、開胃菜、涼拌、冷食、醃、泡

松子自古即為山珍特產，公元 8 世紀轄制東北的渤海國，將松子作為貢品奉獻給中原地區的唐朝政權；清朝朝廷每年都從長白山區徵收大量松子入貢，供皇上饗前早晚用膳。

早期蘇聯，大齋節期會禁止食用動物油脂，雪松油就成了食用油的最佳替代品；義大利以及南法，也常將松子運用在當地特色的料理佳餚中，松子跟羅勒、菇類、貝類海鮮特別對味，也可運用於酪梨、蒸魚、羊奶起司、蔬果米飯淋醬、烘焙、早餐穀物等料理，或是與蒜頭調製醬料，能增加奶香味。

另外值得一提的是，松子油含有特殊的「松油酸」成分，有助抑制食慾，促進飽腹感。因此，常利用松子油烹調料理，品嚐美食的同時，也能兼顧健康輕盈的身材！

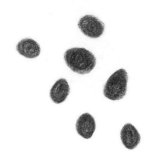

生活中的雪松油

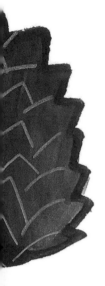

柔嫩淡疤，完美皮膚三油酸

雪松油脂中所含的脂肪伴隨物質和高濃度維生素 E，具有油酸、亞麻油酸、α 次亞麻油酸這三巨頭的聯合功效，用於外部的塗抹，是不可多得的完美皮膚保養油。通過一段時間的擦拭，能使肌膚恢復彈性、修復疤痕、燒傷等。相關重要的護膚作用如下：

‧淡化外輕傷、燒傷疤痕
‧預防皮膚傷口感染
‧改善痤瘡、濕疹、神經性皮炎

舒緩神經，提升專注力

自然界有各種治療人類疾病的植物，許多權威學者，也都曾披露雪松藥性的研究，像是雪松在舊約聖經出現過 42 次，從治病到潔淨房屋都要用到雪松。2000 多年前的舊約聖經，以至上個世紀和現代科學，對雪松的看法都是一致的。

18 世紀，西伯利亞的藥用植物冊曾記載：「雪松油含有益元素，容易被人體吸收，具有優異的滋潤和癒合傷口的特性」。1792 年，俄羅斯科學院院士帕拉斯表示：「西伯利亞雪松藥性獨一無二，能夠有效重振男性雄風、增強組織抵抗力、預防各種疾病。」雪松油對神經系統的穩定效果也十分顯著，能舒緩神經緊張方面的疲憊、緊繃。對於孩童的情緒平穩、專注力也有助益。相關療癒項目如下：

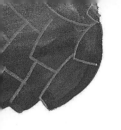
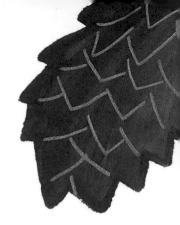

- 潤肺滋陰，防治結核病
- 增加受孕率與孕期安胎
- 滑腸通便預防便秘
- 活絡胎兒大腦和神經發育
- 改善皮膚疹癬、皮炎
- 防治流行性感冒
- 防治胃黏膜炎、潰瘍
- 預防肝硬化
- 平衡膽固醇，預防動脈硬化
- 預防白血病
- 防治糖尿病

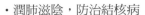

西伯利亞雪松民俗療法

· 排除腫濃

在葉尼賽省，雪松用於膿腫的治療。將雪松子稍碾碎，或直接將雪松油厚厚抹在身體膿腫處並綁上繃帶，有助於軟化排出膿腫，並加速癒合。

· 治療類風濕關節炎、痛風、代謝紊亂

將伏特加倒入杯中，淹沒帶有外殼的雪松子，醃製 7 天後，每日取出 1 小把食用，持續 1.5 ~2 個月，此配方可用於治療痔瘡、身體發炎等症狀。雪松果殼也被製成腸胃道的藥劑和治療聽覺障礙。

· 淨化血液、排膽結石

雪松混著淡酒與蜂蜜一起食用，可以淨化人體血液、改善膀胱問題、強肝、排膽結石。

· 改善食道逆流、潰瘍

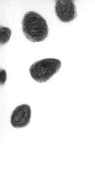

雪松油混著蜂蜜一起食用，可以舒緩食道逆流、胃潰瘍。民間醫療認為持續口服雪松油，還可以醫治許多皮膚疾病，如皮膚癌、濕疹、痱子等。

・ 健腦防失智

促使思考更敏銳，早、中、晚可各服 1 茶匙雪松油跟蜂蜜與花粉，一個療程持續 30 天。

極地之母 · 冰天雪地裡的種族搖籃

早在石器時代以前，西伯利亞就已經有人居住。最早居民是通古斯族群、蒙古人和突厥人的部落族群，另外，匈奴、鮮卑、契丹及女真等強悍民族，也都是從西伯利亞崛起的。

1206 年，元太祖成吉思汗曾征服西伯利亞南部的突厥部落；隔年，成吉思汗長子征服居住西伯利亞的原住民，即森林人。西伯利亞韃靼人曾經以此地名為國家名稱，建立「西伯利亞汗國」，後來被莫斯科大公國征服。歷史上，西伯利亞的歸屬權經歷了滄海桑田的變遷，時至今日，西伯利亞仍是民族組成多元複雜的地區。

西伯利亞靠近北極地區，為數最多的原住民為「涅涅茨族」，一年有 260 天生活於冰雪中，夜晚會低溫至零下 34°C。由於生活條件不易，涅涅茨人從小需學習包括放牧在內的各種生活技能，鍛造了強悍的體魄和堅韌的性格。涅涅茨部落是現今少有保存著馴鹿游牧的民族，族人每年進行游牧之旅耗時 9 個月，長達 1600 公里。

牧群對部落的生存至關重要，馴鹿提供了一切衣食住等基礎，許多寒地民族一生都專注在育種和放牧上，從出生離開母體後，首先接觸的就是接生婆給裹上的鹿皮；去世時也同樣是用鹿皮包裹。傳統的涅涅茨人以捕魚、打獵、馴養馴鹿為生，現

實生活條件艱苦，至今仍保有吃生肉的遠古習俗。

西伯利亞泰加林，居住著一個離群索居的利科夫家族，在森林生活了將近 100 多年，地質學家偶然發現他們，追溯當初是為了躲避宗教迫害逃進森林中避難，至今，一家六口仍過著如中世紀般的生活、打扮，也不知曾有二戰發生，住在偏僻荒野中與世隔絕。

除此之外，另一邊的針葉樹林也住著一位妙齡女孩阿納絲塔夏，出生於此，獨自 1 人在森林裡成長，偶爾祖父與曾祖父會過來探望，玩伴是森林中的松鼠、狼、老鷹、熊等動物，過著遠離文明的自然生活。

捕捉 500 年的宇宙能量

一棵雪松壽命長達 500 年以上，數以百萬計的針葉會日以繼夜地捕捉、累積能量，搜集完整的光譜。因此，雪松木塊被認為蘊藏宇宙能量，對人體有益。人們會將樹枝裁成項鍊、刨成木碗、湯勺，製成傢俱、造屋，並深信雪松油可以治病，木頭可以淨化房屋。雪松樹脂可以加速傷口的癒合力，這項特殊療癒作用已獲證明，第二次世界大戰期間，就以雪松樹脂製成松節油，治療許多受傷的士兵。

強勁不朽，黎巴嫩的雪松國旗

雪松因為具有香氣，又稱香柏，在黎巴嫩首都貝魯特附近有個雪松公園，栽植了幾十棵雪松樹，樹齡高達 5 千多歲。雪松始終象徵著強勁不朽和寬容永存的精神，

在喜馬拉雅山，雪松樹森林被認為是神聖的靜處，也是印度教聖人生活和沉思之地。黎巴嫩以雪松為國家精神標誌，國旗中央白色部分即為 1 棵「黎巴嫩雪松樹」，也是黎巴嫩官方航空公司中東航空的標誌。

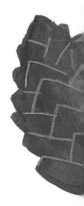

一個油項 · 冷溫油

玫瑰子油

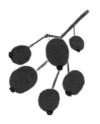

口感氣味	香草混雜水果乾與茶香味
保存方式	冷藏或置於陰涼處
取油物理壓榨法	採摘→脫子→乾燥→壓榨
出油率與油色	出油率 30~35%，油色偏暗橘紅色。

揉合香草、水果、茶葉香的美麗味道

薔薇群芳，獨愛智利野玫瑰

紅勝火、白似雪、粉如霞的玫瑰，對女性來說意味著歡愉、愛情、芬芳與無限美好。然而玫瑰籽油並非從我們常見的大馬士革玫瑰提取出來，而是來自野生薔薇，它們雖同屬薔薇科，但卻歸屬不同品種。

玫瑰果源自於南安地斯山脈的野生薔薇，花朵為迷人粉紅色，花瓣成熟脫落後會長出果實，這種薔薇也稱為玫瑰果、智利野玫瑰、玫塊山楂、櫻桃野玫瑰、薔薇果，其果實顏色通常是紅色到橘色之間，於春季開始形成、夏末至秋天熟成。

玫瑰果味道鮮美，風味類似蘋果，可生食、製果醬、糖漿、湯、茶和釀玫瑰酒；玫瑰籽油則可以調配沙拉醬、淋在水果拼盤、混合起司、優格或是與果汁、冰淇淋一起食用等，酸甜滋味美味誘人。

藥妝箱裡的紅魔法

玫瑰子油富含高 α 次亞麻油酸，極為親膚；$\omega 3$ 具優異的皮脂膜自然平衡能力；高單位 $\omega 6$ 能形成脂質屏障，留住肌底水分，具有去斑點、美白、創瘀傷等多種複合療效。好幾世紀以來，玫瑰果一直是安地斯山脈居民的「奇蹟果、雲南白藥」。

近年來，由於受到好萊塢影星與英國皇室成員的青睞，一系之間，玫瑰子油的身價也隨之水漲船高。既美味、營養，又能美容保養，這令人浮想連翩的橘紅色汁液，還有哪些不為人知的美麗奇蹟？趕緊往下看。

埃及瑪雅人隨身醫美油

遠溯至石器時代，人類就已經開始使用玫瑰果了。飽滿鮮紅的果實富含維生素 C，裡面的玫瑰子，則含珍貴的多元不飽和油脂等活性物質，對皮膚有再生的特殊功能。

文獻記載，古埃及人和瑪雅人除了食用玫瑰果，也當作醫療、美容用途。遠在 14 世紀，人們會利用玫瑰果做果醬、果汁、茶等，用來對抗傷風感冒；將籽榨油塗抹肌膚可以加速傷口、疤痕癒合與美白。

玫瑰果目前廣泛野生於南美洲南安地斯山脈、歐洲、美國等地。在智利當地，玫瑰油類似我們的「雲南白藥、小護士」，是家家戶戶必備的萬用油，平常有個磕碰的小創傷、瘀青、曬傷或是疤痕，都會用玫瑰油來做急救舒緩。

無化學有機壓榨法

玫瑰果的油液如同花朵般嬌貴，一般壓榨法會接觸到空氣，較易氧化。目前最新技術是以低溫高壓形成的液態二氧化碳，從玫瑰子細胞中直接萃取出油液，經過濾後，原先的液態二氧化碳可再重複利用。

此法不含化學物質，溫和不刺激，被視為能夠保存油液的天然風味，維持橙紅色澤的有機法處理。除了高質量的玫瑰子油採 CO_2 壓榨法之外，天然的低因咖啡豆也會採用此法。

生活中的玫瑰子油

告別熊貓黑眼圈，烏亮髮絲光澤

源於南美安第斯山脈的玫瑰果，生長在沒有人煙觸及的地方，一直以來保留物種的原始生物特性。玫瑰子油能保持皮膚柔軟、濕潤、緊縮、結實、富彈性與豐麗的作用，特殊的黃酸性質，能修復紋理，促進細胞結聚形成活膜，令皮膚膠原蛋白和彈力蛋白增加、疤痕癒合。1919 年，植物學家 Juan Zin 編寫的《藥用植物與健康》一書中，也提議使用玫瑰子油作為傷口癒合、增進血液循環活化肌膚組織、滋潤護髮等。

科學家森特‧喬爾吉‧阿爾伯特也發現：玫瑰果富含維生素 C，3 小顆玫瑰果的維生素 C 相當於一整顆的柳橙、檸檬。玫瑰果不僅是可以吃的保養品，也可在按摩油或護膚品中添加 10%~20% 的比例，若屬乾燥或老化肌膚，用純玫瑰子油直接輕柔按摩，對修復皮膚疤痕、淡化暗沉、斑點、色素沉澱、黑眼圈、曬傷和增強皮膚的彈性、潤滑度，都能展現出明顯的功效，平均使用數星期斑疤多可消失。

玫瑰子油對於曬傷紅腫也有舒緩作用，可減輕痛楚，燒傷初癒後亦可塗抹，能加快循環癒合。玫瑰子油的相關美容保養運用如下：

・消除暗瘡及凹凸洞

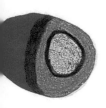

· 溶解粉刺黑頭、收縮毛孔
· 去除魚尾紋、眼周脂肪粒、肉牙、疣
· 去除雀斑、黑斑、黑眼圈、老人斑、黃褐斑、妊娠紋斑
· 淡化胎印、手術和燒燙傷疤痕
· 鎮定敏感、乾癢、發紅肌膚

玫瑰淡疤滋養油

玫瑰油質感厚重，以 10~30 % 的比例與其它的基礎油混合使用，可增加使用的滑順性，例如 20% 玫瑰籽油 + 80% 甜杏仁油。

若要想淡化去疤，精油中效果較佳的是薰衣草油，基礎油中就屬玫瑰子油，可將兩者調配使用。

※未稀釋 100% 玫瑰果油，避免白天使用！

增進眼力，活化子宮卵巢機能

玫瑰子油最重要的成分是含有 γ 亞麻酸油，這種必需脂肪酸，對生殖系統非常有幫助。另外，玫瑰子油在抗老化的功能方面也漸漸被發掘，對多發性硬化症、關節炎、高血壓與膽固醇過高，都有不錯的成效；豐富高含量的維生素 A 及維生素 A 的前體分子，對視力極具幫助。相關醫療運用如下：

· 女性生殖機能活化
· 改善青少年痤瘡、抗發炎
· 防治牛皮癬
· 預防乾眼、夜盲症

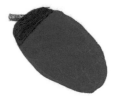

送「子」鳥的美麗飛行

鳥類是相當重要的種子傳播媒介，甜美的果實會吸引鳥類啄食，而間接完成種子的傳播，玫瑰果有著鮮明的橙紅顏色、氣味芬芳，加上肉質甘甜，為鳥所喜好，時常吸引鳥類食用，但是包裹在內的堅硬種籽，不被鳥類的腸道所消化吸收，未消化的玫瑰子就這樣隨著鳥的排泄物排出，散播到不同的地方。

因此在歐洲，野玫瑰果無需特意栽種，後院、路邊、田野隨處可見，甚至種子會隨著鳥糞而發芽在建築物、廢棄輪胎上面，形成特殊景觀。

拜倒薔薇裙下的鐵粉群星

玫瑰可說是世界上所有女性的象徵之花，充滿愛情和浪漫的情愫，花瓣運用在花茶和糕點的提味裝飾上，特別吸引女性消費者的青睞。由於玫瑰花子油和精油提煉不易，運用在香水、按摩精油、護唇膏、唇彩等彩妝品上，更是高貴翻倍。

玫瑰子油的知名度，因為諸多名人‧明星‧模特兒的風靡愛用，充滿加持魔力，國外新聞媒體、美國週刊等不時追逐採訪，披露這些名人使用玫瑰油來保持迷人風采的小秘辛，可說是星光熠熠，光環閃爍的明星油！

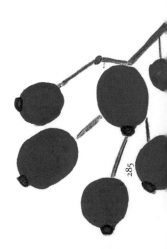

好油好好吃
草莓胡桃沙拉

材料　　　　醬料
嫩菠菜葉　　玫瑰油 1T
草莓　　　　核桃油 2T
鳳梨　　　　覆盆子醋 1T
胡桃適量　　檸檬汁 1T
熟鷹嘴豆　　鹽適量
熟大黑豆　　黑胡椒適量
少許紅洋蔥絲
費達起司

開始動手

1. 胡桃先用烤箱或平底鍋乾烙酥脆。

2. 將醬料所有材料混合調拌均勻。

3. 沙拉蔬果擺盤，淋上醬汁，再撒上胡桃即可。

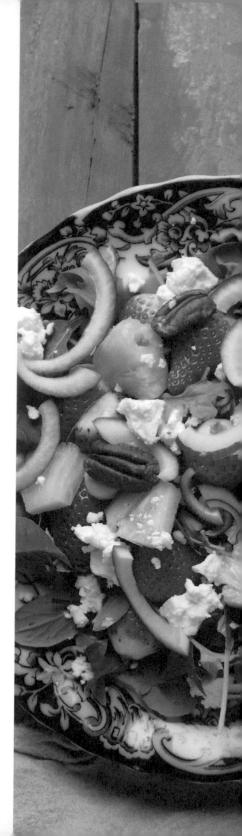

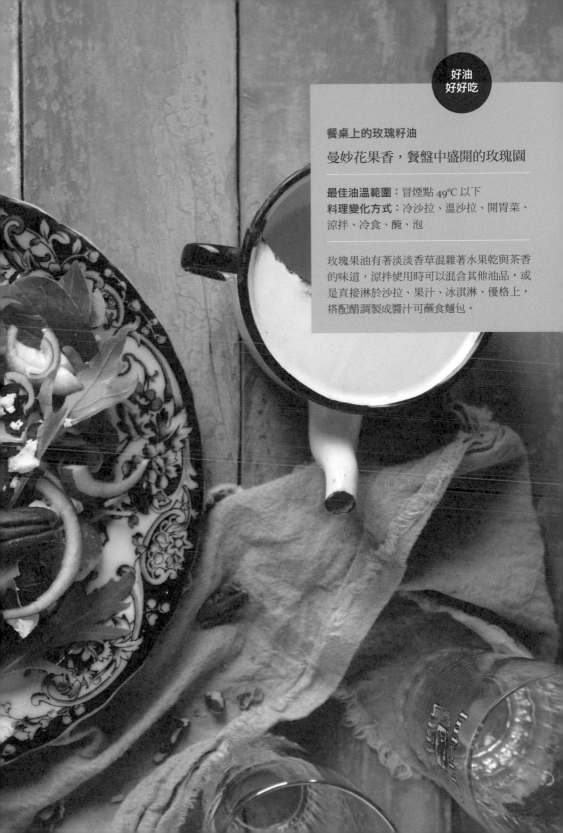

餐桌上的玫瑰籽油

曼妙花果香，餐盤中盛開的玫瑰園

最佳油溫範圍：冒煙點 49℃ 以下
料理變化方式：冷沙拉、溫沙拉、開胃菜、
涼拌、冷食、醃、泡

玫瑰果油有著淡淡香草混雜著水果乾與茶香
的味道，涼拌使用時可以混合其他油品，或
是直接淋於沙拉、果汁、冰淇淋、優格上，
搭配醋調製成醬汁可蘸食麵包。

餐桌上的油

作　　者　羅幼真
插　　畫　Bianco Tsai
設　　計　三人制創
副總編輯　陳毓葳
社　　長　郭重興
發行人兼出版總監　曾大福
出 版 者　奇点出版
發　　行　遠足文化事業股份有限公司
　　　　　231 新北市新店市民權路 108-2 號 9 樓
　　　　　電話 (02)2218-1417　傳真 (02)8667-1891
　　　　　劃撥帳號 19504465　戶名 遠足文化事業股份有限公司
客服專線　0800-221-029
E-MAIL　service@bookrep.com.tw
網　　站　www.bookrep.com.tw
印　　製　中原造像股份有限公司　電話：(02)2226-9120
法律顧問　華洋法律事務所　蘇文生律師
定　　價　390 元
初版一刷　2018 年 4 月

缺頁或裝訂錯誤請寄回本社更換。
歡迎團體訂購，另有優惠，請洽業務部 (02)22181417#1121、1124

國家圖書館出版品預行編目（CIP）資料

餐桌上的油 / 羅幼真著 . -- 初版 . -- 新北市：
奇点出版：遠足文化發行，
2018.04　面；　公分
ISBN 978-986-94483-9-0(平裝)
1. 健康飲食 2. 油脂 411.3 107003972